기치료
고수

기치료 고수

남사 이성권 지음

건강다이제스트 社

이 책을 펼치는 순간 당신은 고수가 된다.

나는 일찍이 대체의학의 한 방편으로 기치료에 관심을 집중하고 30년 넘게 각고의 수련과 임상을 바탕으로 의료기공 원심도를 완성하여 뜻있는 사람들에게 전해주고 있다. 의료기공은 보건기공, 무술기공과는 차원이 다른 직접적으로 자신의 병을 치유하고 타인의 병을 치료할 수 있는 기치료 능력을 배양하는 기공이다.

인간에게는 생로병사(生老病死)라는 영원한 숙제가 있다. 그중에 태어남(生)과 늙음(老)과 죽음(死)은 인간으로서 어찌할 수 없는 숙명(宿命)이다. 그러나 병(病)은 얼마든지 피해갈 수 있고 극복할 수 있는 운명(運命)적인 것이다.

병으로 몸에 이상(異常)이 생기면 우리 몸은 그냥 가만히 있지 않는다. 이상을 정상(正常)으로 되돌려 놓기 위해 우리 몸은 항상성(恒常性) 에너지를 작동시키게 된다. 이러한 항상성 에너지를 흔히 '자연치유력'이라 부른다. 그러나 어떠한 이유로 우리 몸의 자연치유력이 약화되면 결국엔 병이 악화되는 것이다. 따라서 질병 상태는 자연치유력이 정상적으로 작동하지 않고 있다는 것을 의미하며, 결과적으로 몸에 탈이 난 것은 오장육부가 아니라 자연치유력에 문제가 생겼다는 것이다. 그래서 난치병과 불치병 치료의 대안요법으로 자연치유력을 강화시키는 대체의학에 세인들의 관심이 높아지고 있다. 그중 하나가 기치료와 기수련법이다.

동서고금을 막론하고 당대의 명의들은 약물치료보다 자연치유법의 중요성을 역설하고 있다. 기치료는 자연의 흐름에 인간을 순응시키는 순수한 자연치유법으로서 누구나 쉽게 배워서 자신과 주변사람들의 병을 낫게 하는 기치료 고수가 될 수 있다.

  고수가 되는 길은 결코 멀고 요원한 길이 아니며, 생각처럼 그렇게 어렵지도 않다. 처음엔 기치료라는 미지의 세계에 대한 염려와 두려움은 있겠지만 이 책에서 제시하는 수련의 비결을 알고 나면 콜럼버스의 달걀 세우기보다 더 쉽고 간단하게 깨우치고 배워서 기치료를 실현할 수 있다. 따라서 이 책을 펼치는 순간 누구나 기치료 고수가 될 수 있다는 가능성을 확인하게 되고, 또한 기치료에 대한 자신감을 갖게 될 것이다.

  그러나 아무나 고수가 될 수는 없다. 먼저 기치료 능력을 객관적이고 효과적으로 전수받을 수 있는 지도자를 만나는 인연이 있어야 한다. 그리고 그 능력의 원리가 실제적이고 실현가능하며 간단명료해야 한다. 이러한 기본적인 요소들이 충족되면 기치료 고수가 되는 길은 두발 자전거 배우기와 쇠 젓가락으로 콩 집는 정도의 연습이면 충분하며 나머지는 여러분들의 열정이 필요할 뿐이다.

  이 책이 나오기까지 기수련과 기치료에 있어서 새롭고 많은 영감(靈感)을 준 고수 회원과 환자분들에게 심심한 감사인사를 드린다.

빛 맑은 날 둔촌에서
남사 이 성 권

CONTENTS

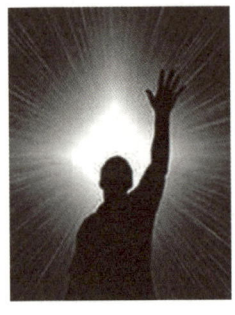

chapter1 고수가 되는 길
나는 이렇게 고수가 되었다 **10**
신성한 고수의 손 **30**
당신도 고수가 될 수 있다 **39**

chapter2 고수의 손빛
모든 것은 빛이다 **50**
치유의 도구 손빛 **56**

chapter3 과학을 알면 기가 보인다
기 바로 알기 **70**
인체는 과학이다 **78**
뇌 속에 답이 있다 **85**

chapter4 고수의 기수련
의료기공 원심도 **100**
원심도 수련원리 **114**
실전 원심도 공법 **138**

chapter5 고수의 기치료

고수가 말하는 기치료 원리들 **162**
고수의 기치료 시술법 **180**
기치료 효과와 명현반응 **198**

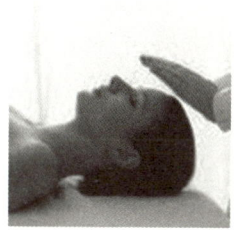

chapter6 고수의 마음 쓰는 법

고수의 마음 **204**
고수의 명상법 **217**

chapter7 고수의 생활치유 기공

고수의 치유기공 따라하기 **224**

면역력 강화 치유기공/ 대장 치유기공/ 골습 제거 치유기공
항문 호흡 치유기공/ 위장 건강 치유기공/ 눈 건강 치유기공
발 건강 치유기공/ 불면증 치유기공/ 산후풍 치유기공/ 피부 건강 치유기공
간담 치유기공/ 에너지 충전 치유기공/ 우울증 치유기공
심통 잠재우는 치유기공/ 만병통치 4관 치유기공/ 오십견 치유기공
무릎 건강 치유기공/ 탁기 제거 치유기공/ 마음 치유기공/ 신장 건강 치유기공

부록 **272**

> 인체의 막힌 기가 뚫리고,
> 통증과 염증이 사라지고, 뼈가 교정된다.
> 고수의 놀라운 기치료 능력을 경험하라.

chapter1
고수가 되는 길

- 나는 이렇게 고수가 되었다
- 신성한 고수의 손
- 당신도 고수가 될 수 있다

나는 이렇게 고수가 되었다

지금껏 보통의 삶을 살아온 사람들이 기수련과 기치료를 통해 특별하게 살아가는 17인 고수들의 생생한 체험담을 간추려 소개한다.

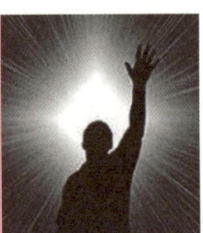

case 1 새롭게 태어나다
전 대덕연구단지 연구원 **한상옥**

허리디스크 때문에 기치료에 대한 현실적 동기가 있어서 기수련을 신청했습니다만 입문하기 전엔 기에 대한 확신을 갖지 못했고, 그 실체가 매우 궁금하기도 했습니다.

그러나 기수련 3주차 과정을 마쳤을 때는 놀랍게도 기에 대한 실체를 확연히 몸으로 느낄 수 있었습니다. 지금은 생활에서 웬만한 사물이나 생명체에서 기감을 수시로 느끼고 있습니다. 그리고 오라장의 한기와 온기, 자력의 뭉글뭉글한 느낌을 강렬하게 느낄 수 있습니다. 기 수정공을 만드는 것도 바로 손에 기를 모으면 딱 수정 형태의 기가 바로 느껴지고요. 의료기공에서 배운 대로 지금 오행기를 다 느낄 수 있습니다.

원장님이 처음에 시범을 보여주시던 그 기력은 지금도 잊지 못합니다. 몸이 오싹할 정도로 강한 기감을 느꼈습니다. 제 책상 옆에 황토를 가득 담은 큰 그릇이 있는데 거기에서 느끼는 기감의 3배 정도의 기감을 원장님 손에서 느꼈습니다.

오늘은 저의 디스크 4번, 5번 부위에 손빛을 연결하고 있는데 그 자리가 후끈후끈거리면서 온기가 한참 동안 남아있다 사라졌습니다. 요즘은 원격치유를 해보고 있는데 이게 진짜 기가 막히게 효과가 좋습니다.

인터넷 채팅 중에 만성두통으로 고생하고 있는 여성을 원격치유를 했는데 아주 재미있는 현상이 일어났습니다. 병원에서 원인을 못 찾던 두통 환자인데 제가 정확하게 머리 어느 부위에 진통이 온다고 말하니 깜짝 놀라면서 어쩔 줄을 몰라 하더군요. 그리고 원격치유를 바로 해주고는 통증이 덜하지 않느냐고 했더니 머리가 시원해지면서 통증이 없어졌다고 하며, 어떻게 뭘 하신 거냐고 황당해하더군요. 몇 분 정도 원격치유를 더 해줬는데 그날 통증 없이 잠을 잘 잤다고 하더군요. 지금 저는 새롭게 태어난 기분으로 살고 있습니다.

case 2 아내의 당뇨병을 치유하다
보림콘덴서 대표 **길영욱**

사실 저는 기수련 교육을 받기로 결정하기까지 많이 망설였습니다. 성격상 그렇기도 합니다. 다른 기수련 단체도 몇 군데 기웃거려 보고 단전호흡 단체에서도 몇 달 정도 수련을 했었습니다. 그러나 첫 강좌를 듣고 나서 느낀 점은 '정말 선택을 잘했구나.' 하는 생각이 들었습니다. 기의 실체와 기의 다양한 현상들에 대해서 실감 나게 펼쳐 보여 주는 것에 정말 감명 받았습니다.

 기에 대한 궁금한 점을 일거에 해결해 주고, 집에 돌아와 식구들에게 바로 기치료를 할 수 있도록 기법을 전수해주었는데 정말 놀라웠습니다. 식구들이 너무 좋아합니다. 특히 당뇨병이 있는 아내에게 췌장 부위를 손빛으로 치유하고 난 다음 혈당치를 검사해 보니 140에서 110으로 떨어진 놀라운 사실을 발견하였습니다. 그리고 피로감도 훨씬 덜하다고 합니다.

 처음 시작할 때는 설마 했는데 막상 기에 대한 확신을 가지고 나니 기치료가 얼마든지 가능해지더라고요. 믿기지 않을 정도로 말입니다. 지금은 공장 직원들로부터 '기 도사'로 통하며 어디가 아프면 달려오고 심지어 휴일에 가족들을 데리고 와서 기치료 좀 해달라고 하는 통에 즐거운 비명을 지르고 있습니다.

case 3 임상치유 만족해요!
한의사 **김 숙**

결론적으로 말해서 기치료 공부를 잘했다고 생각합니다. 물론 한의학에서도 기혈을 공부하며 경락과 여러 가지 기적인 상관관계에 대하여 배우기도 합니다만 손빛치유는 또 다른 치유의 한 장르로 봅니다.

  처음엔 알량한 자존심 때문에 기치료의 문을 두드리기가 망설여졌습니다만 열린 마음으로 한 수 배우기로 마음먹었습니다. 기치료 원리를 배운 첫날부터 환자에게 침을 자입하고 그 위에 손바닥 또는 손가락으로 외기방사를 하였더니 정말 환자의 반응이 달랐습니다. 처음에는 환자가 조금 아파하기도 하고 미세경련을 보이기도 하는 등 이상 반응을 보였으나 치유효과는 빠르게 나타났습니다. 앞으로 좀 더 임상을 하면서 지켜보아야겠지만 현재로선 만족합니다.

case 4 소문난 손빛
찜질방 운영 **정옥림**

저는 일산에서 조그만 기능성 찜질방을 운영하고 있습니다. 기능성 찜질방은 주로 몸이 불편한 사람들이 많이 찾는 곳입니다. 개업을 하고 일 년 정도 지나서 '몸이 불편한 고객들의 질병 치유에 도움이 될 만한 것이 없을까?' 하고 고민하던 중 지인으로부터 기치료 교육원을 소개받아 입문하게 되었습니다.

기치료라고 하면 오랜 시간 상당한 경력을 쌓아야만 기치료 능력이 생길 것으로 생각하였는데, 막상 원장님과 상담하고 나니 꼭 그렇지도 않고 원리와 기법만 알면 누구나 쉽게 배워서 기치료를 할 수 있다는 것을 깨닫게 되었습니다. 기수련을 등록하여 개인지도를 받게 되었습니다.

첫날 기치료의 기본적인 원리와 시술테크닉을 배워서 바로 찜질방 고객한테 시술을 했는데 고객들이 하나같이 깜짝 놀라며 이게 어찌된 일이냐고 하며 신기해했습니다.

사실 저도 처음 고객의 환부에 손빛을 연결해 놓을 때까지만 해도 결과에 대한 걱정과 의문을 가졌으나 막상 고객들이 놀라워하는 모습에 저 또한 놀랍고 한편으로 안도하였습니다.

일주일 동안 정신없이 고객들을 치유해 주고 한 사람 한 사람의 시술일지를 꼼꼼히 기록하여 원장님과 토론해 본 결과 만족해하였습니다. 그 이후 저희 찜질방은 이곳 동네 일대에서 기치료 찜질방으로 소문이 나서 저는 하루를 정신없이 보내며 또한 보람을 느끼고 있습니다.

case 5 기치료로 봉사하는 보람
주부 **박희영**

제가 기수련 과정을 수료한 지가 벌써 5~6년 세월이 지난 것 같습니다. 남편과 함께 전주에서 수련하러 다니던 때가 엊그제 같은데 벌써 그렇게 되었네요. 기치료 '기'자도 모르던 저를 잘 지도해 주시고 주변사람들을 기치료 할 수 있는 보람과 감동을 주셔서 너무나 고맙게 생각하고 있습니다. 남편의 고관절 통증의 고질적인 문제도 해결했고요. 저의 소화기 계통 문제와 수족냉증도 말끔하게 치유가 되었습니다. 그리고 2년 전 농촌마을로 이사 와서 농촌의 어르신들을 기치료로 치유 봉사하는 보람도 주시고 너무너무 고맙게 생각하고 있습니다.

case 6 만지지 않고 복부 적취 해소
회사원 **변형균**

기치료를 배우고 나서 질병 치유에 대한 자신감과 그에 따른 신체적인 변화가 일어나고 있습니다. 그리고 치유의 능력도 향상되었습니다. 원심도를 연기공부터 태극공까지 아침에 1시간씩하고 일정시간 수련한 다음 제 몸의 기의 흐름 상태를 아시는 분에게 의뢰해봤습니다. 그런데 기가 다 뚫려 있고 소통이 잘 된다고 말씀하셨습니다. 또한 중지에다 의식을 집중하고 신궐에다 기를 발공해 봤는데 피술자의 배꼽 주변에서 꾸르륵 소리가 나고 진동 같은 느낌이 난 다음 적취가 움직이는 것 같기도 했습니다. 그래서 살짝 눌러보니 적취가 딱딱하게 있었는데 약간씩 풀려나가는 것을 확인했습니다. 지속적으로 치유를 하면 다 풀릴 것 같은 확신이 들기도 합니다.

case 7 아들의 발목부상을 10분 만에 치유
수입자동차 임원 **강형도**

기수련 과정을 마치고 기감수련과 발공 연습을 시간 나는 대로 하고 있습니다. 수련 중에 신기하고 스스로 놀랄 만한 경험들도 몇 차례

하게 됩니다. 그중에서 직장동료를 5미터 정도 거리를 두게 한 다음 한 손을 들게 하여 동료의 손바닥을 향하여 의념으로 손빛을 발공했는데 동료가 깜짝 놀라며 손에 전기가 흐르듯이 찌릿했다고 합니다. 제 손에는 별 다른 반응이 없었는데 말입니다.

집에 와서 딸애한테도 했는데 역시 뜨거운 느낌을 받았다고 하면서 무척 신기해했습니다. 더 놀라운 것은 큰 아들이 농구를 하다가 발목을 다쳤는데 손빛을 올려놓고 5분쯤 지났는데 발목 부위에 벌레가 기어가는 스물스물한 느낌을 받았다고 합니다. 5분쯤 더 해주고 일어나서 걸어보라고 했더니 별 이상을 못 느끼며 걸을 수 있다고 하며, 아빠의 능력을 반신반의했습니다. 저도 고수의 능력자가 돼가는 것인가요?

case 8 놀라운 기수련과 기치료 체험
서울 메트로 **전상욱**

1차 수련 체험

야간근무를 마치고 취침에 들기 전 긴장을 풀고 간단하게 스트레칭을 하고 가볍게 원심도 수련을 합니다. 원심불에 의념을 두고 원심불이 진동하는 것을 느껴봅니다. 곧이어 진동이 시작되어 한동안 계속

됩니다. 제어가 안 될 정도로 전신을 진동시키고 나면 몸이 개운해지고 진동의 여운이 남아 잠시 멍해집니다. 곧바로 정신을 가다듬고 용천공과 대주천 수련을 합니다. 손바닥 가운데 장심에서 몸과 팔다리에 흐르는 기의 움직임이 감지됩니다. 찌릿하면서도 수도관을 흐르는 물의 진동을 느끼듯이 스르륵하고 기가 흐르는 것을 느낍니다.

일순간 손바닥이 뜨거워지고 용접하는 것처럼 고도로 압축된, 마치 태양 빛을 돋보기로 모은 듯이 레이저 같은 빛이 노궁에서 꿈틀거립니다. 잠시 스스로 이런 동작에 빠져 있음을 인식하고 원심명상에 들어갑니다.

5분여가 지났을까? 시간은 정확하지 않지만 단전 부위에 태양과 같은 원심불이 서서히 회전하는 것을 느낍니다. 등 뒤쪽의 척추를 따라 기운이 올라와 미려, 전정, 백회를 지나고 이마와 인중을 지나 회음까지 빠른 속도로 한 바퀴 회전을 합니다.

그러더니 좌우로 돌기 시작합니다. 좌우를 의식하면 수직으로 회전하기도 하고 마치 오뚝이를 누군가 건드려 놓은 것처럼 흔들거립니다. 그러기를 20여 분 지났을까? 몸이 저절로 일으켜 세워지면서 주천동작 등을 하기 시작합니다. 자발공인 듯합니다. 그리고 이번엔 침대에 몸이 눕혀지고 왼쪽다리에서 강렬한 진동이 일어나서 의식적으로 다리 부분에 손을 가져다 댔습니다. 푸른색 레이저가 쏟아져

나오면서 무릎의 어딘가가 따끔거렸습니다. 그러다가 잠이 들었고 알람소리에 깨어나 보니 아침이었습니다.

2차 수련과 치유 체험

여느 때처럼 긴장을 털고 탁기를 빼내고 원심불이 진동하는 것을 바라보며 전신에 오라장을 느끼며 운기공부터 시작하려 했습니다. 평소엔 동작이 잘 기억나지 않으면 주로 참장공이나 대주천공을 하는데, 이날은 머리로 기억하지 않고 기운에 몸을 맡겼더니 저절로 행공을 스스로 더듬어 나갔습니다. '참 신기하네!' 마음속으로 생각하며 몸이 움직이는 대로 지켜보고 있었습니다. 머릿속으로 기억하지 못하던 동작들이었는데 몸은 기억하고 있었습니다. 그리고 의식과 무의식이 공존하는 상태에 이르러 기운을 나며 운기가 뇌면서 자동적으로 동작들이 이어지고 있었습니다. 전신에 땀이 비오듯 흐르며 원심도 행공의 전 동작을 끝내고 명상에 들어갔습니다.

아랫배에서 사이렌을 울리며 지나가는 구급차의 경광등처럼 불빛이 반짝이며 깜빡거리다가 기해와 회음을 지나 장강을 거쳐 명문, 대추, 아문, 옥침혈을 지나 백회에 이르며 다시 전정을 넘어 인당, 인중, 천돌, 전중, 중완, 단전을 한 바퀴 돌고 돌다가 그 기운이 종횡으로 변화하며 회전하였습니다.

그리고 전날 낮에 회사 선배의 족저근막염을 치료하였는데 기치료 시작 5분도 안돼서 코를 골며 기수면 상태로 잠이 들어버렸습니다. 20여 분간 기치료를 마치고 나니 한결 편해졌다는 선배의 말을 들으니 제 마음도 좋아졌습니다. 요즘 종종 주변사람들에게 기치료를 해주는 보람을 느끼고 있습니다. 기치료에 대한 자신감을 갖는 데 도움이 되는 것 같아서입니다.

case 9 손빛의 놀라운 소용돌이 체험
공무원 **허 원**

의료기공 원심도 수련을 열심히 따라하던 중 손바닥에서 일어나는 소용돌이 반응은 놀라운 느낌이었습니다. 갑자기 손에서 찌릿한 전기감이 발생하고 손바닥 가운데 노궁자리가 송곳으로 찌르는 듯한 느낌과 자동적으로 손빛이 소용돌이치는 느낌은 뭐라 표현을 할 수가 없었습니다. 그 손으로 집사람의 아픈 무릎에 올려놓고 있으니 집사람도 강한 열감에 놀라는 표정이었습니다. '나도 되는구나!' 하는 자신감과 다음에 일어날 반응들이 궁금해져서 더 열심히 수련해야 되겠다는 각오를 새롭게 합니다.

case 10 믿을 수 없는 다양한 기운들
전 대학교수 **김혜미**

원심도 수련을 하는 동안 참 많은 경험과 놀라운 체험을 했습니다. 처음에 시작할 때는 여성이고 나이도 많은 탓에 '과연 할 수 있을까?' 하는 두려움과 단기간 코스에 '과연 기치료 능력을 만들 수 있을까?' 하는 반신반의 의구심도 생겼습니다만 막상 시작하고 보니 그것은 기우에 불과했습니다.

첫 강좌 때부터 기감수련을 할 때 손바닥 가운데의 노궁자리에서 찌릿한 기운을 느끼기 시작했고, 지금은 그 기운이 점점 강해져서 양손바닥이 마치 자석의 성질을 띠는 것 같은 느낌을 받습니다. 원심도 원리대로 기를 빛으로 인식하면서 기감수련을 하게 되면 더 강한 뭉클뭉클한 기운 같은 것을 느낄 수 있습니다. 지금은 아픈 사람 몸 위에 손을 올려놓게 되면 손바닥의 기운이 강하게 소용돌이치는 것을 느낄 수 있습니다. 정말 놀라운 변화가 아닐 수 없습니다.

그리고 두 번째 강좌에서 수련한 참장공을 하고 있으면 아랫배 부위에서 무언가 꿈틀대는 강한 열감을 느끼고, 서로 공간을 두고 마주하고 있는 양손가락 사이는 강한 전기가 흐르듯 찌릿찌릿한 느낌을 받습니다. 어떨 때는 양팔을 통과하여 회전하는 기운을 강하게 받곤

합니다. 그리고 등쪽의 척추 부위 전체가 강한 열감으로 뜨거워지는 느낌도 받게 됩니다. 믿기지 않습니다. 참장공은 수련 횟수를 거듭할수록 몸에서 느끼는 기운의 변화가 다양해지는 것 같습니다.

그리고 경락도인법(대주천)은 정말 놀라운 체험이었습니다. 손바닥에 기를 모아서 팔과 다리 쪽으로 손바닥을 움직일 때마다 마치 벌레가 기어가는 기운을 느끼기도 하고 물이 흘러가는 느낌을 받기도 합니다. 특히 원심공 수련으로 막힌 기를 열어주고 난 다음부터 기감을 더 강하게 느끼게 되고 손에 치유기가 강하게 모이는 것을 실감하였습니다. 기치료의 '기'자도 제대로 모르는 저를 세심하게 배려해주고 지도해준 데 대하여 감사 말씀 올립니다.

case 11 치유의 기쁨을 누리다

대학생 **김민혜**

매번 수련할 때마다 느끼는 것은 연구원 수련장에서 할 때는 기감이 너무너무 좋은데 집에서 할라치면 기감이 별로인 것 같아요. 너무 신기하기도 하고, 다음 주면 교육이 종강 되는데 걱정스럽기도 합니다. 수련장 문을 열고 들어서면 몸이 가벼워지는 걸 느끼며 온몸이 찌릿찌릿하는 약한 전기가 흐르는 것 같아요. 기본체조를 하고 원심공을 시작하면 기감이 더 커지는 것이 어떤 날은 주체를 할 수 없을 정도로 손에 열감을 느꼈습니다. 그런데 식구들을 치료할 때는 수련할 때만큼 손에 열감이 약하게 일어나는 것이 좀 아쉽긴 합니다. 그런 열감에 연연하지 말라고 하지만 기왕이면 수련할 때만큼 기감이 있었으면 기분상 더 잘 될 것 같아서요. 요즘은 제법 치유의 기쁨을 누리고 있습니다. 우리집 막내가 제 손빛을 올려놓기만 하면 잠이 들고 할머니는 틈만 나면 제 손을 찾습니다. 허리와 무릎이 안 좋으셨는데 기치료를 받고나서 정말 신기할 정도로 많이 좋아졌답니다.

case 12 원심공의 신기한 반응
회사원 **박규원**

원심공을 하다 보면 생각지도 않은 신기한 행동들을 가끔 하게 됩니다. 그중에 하나가 중지 손가락이 입속으로 들어가 오랜 시간 머무는 것입니다. 가끔은 너무 긴 시간을 머무는 것 같아서요. 보름 정도 되어 가는데 그것도 저녁시간 기수련 연습 때만 그러한 현상이 일어나고 있습니다. 지금은 사랑니를 **빼**려고 하는지 중지 손가락이 그곳을 흔들고 있습니다. 어디까지 갈지 모르겠지만 지켜보려고 합니다. 원심공을 하다 보면 제 몸을 치는 건 기본이고, 무술 동작도 나오고, 하여간 글로써는 표현하기 힘든 행동들도 자주 일어납니다. 그래도 몸은 점점 좋아지는 느낌이 있다는 겁니다. 모든 분들이 건강하길 바라면서.

case 13 처음으로 느끼는 불가사의한 경험
대체의학자 **신우섭**

저는 대체의학을 공부하며 그중에서 사상체질에 관심을 기울이고 있습니다. 저 같이 대체의학 쪽에 관심이 많으신 분들은 한곳에서의 배움에 만족하지 않고 몇 군데 이곳저곳 등록하여 갈증을 해소시키게 됩니다. 저 또한 마찬가지였습니다. 그런데 기수련 과정을 등록하고 첫날 수련 후 '이젠 제대로 찾았구나!' 하는 안도감과 만족감을 얻었습니다. 한마디로 수련 중에 놀랍고 불가사의한 일들을 경험했기 때문입니다. 제가 다른 사람보다 기감이 좀 예민하여 보다 강한 체험을 하게 된다고 하였지만 다른 수련단체에서는 별 반응이 없었기 때문에 놀라지 않을 수 없었습니다. 첫날 원심공 수련을 하면서 생전 처음 제 몸이 무의식 상태에서 막 진동하는 것을 느꼈으며, 수련 중에 제 몸이 왜 이러냐고 다급하게 묻기도 하였습니다.

너무 격렬하게 진동하여 멈춰달라고 하였으나 막힌 혈도가 열리는 중이니 염려 말라고 했습니다. 그리고는 의식을 몸이 아픈 곳에 두라고 하여 왼쪽 어깨 쪽에 의식을 두었는데 왼쪽 어깨가 제 의지와 상관없이 진동을 일으켰습니다.

원심공이 끝난 후 몸에서 느끼는 기분은 말로 표현할 수 없을 정도로 가볍고 따뜻한 기분을 느낄 수 있었습니다. 더 놀라운 것은 원심공 수련이 끝나고 손바닥의 노궁혈 열기 수련을 하는데 3분 정도 지난 후에 노궁 쪽에서 정말로 살갗이 타는 냄새가 나면서 손바닥에 구멍이 휑하니 뚫리는 사실적인 경험을 하였습니다. 손바닥을 중심으로 열이 후끈후끈 달아오르는 것이 마치 손바닥이 뜨거운 다리미처럼 느껴졌습니다.

그리고 또 마지막 연기공 수련을 하면서 양손바닥을 겹쳐 돌리며 땅속의 용암을 의식하며 양손을 왼쪽으로 돌리는데 정말로 용암의 뜨거운 열기가 뿜어져 올라오듯이 코밑에 아지랑이 같은 느낌이 계속해서 이어졌습니다.

그러자 원장님께서 손바닥의 노궁이 어느 정도 열린 상태이기 때문에 그런 느낌을 실감나게 느낄 수 있다고 하면서 저의 노궁혈을 직접 완전하게 뚫어주었습니다.

어제는 두 번째 수련이었는데 놀라움은 계속 이어졌습니다. 단주천 호흡 수련을 하는데 가상의 원심불을 만들어 단전 쪽에 두고 호흡

중이었는데 잠시 후 배꼽 뒤가 후끈거리며 항문 근처까지 열기로 가득 찬 경험을 하였습니다.

그리고 원심불을 물레방아 돌리듯 복부 내를 돌리라고 해서 돌리니 갑자기 입에서 쓴맛이 느껴지고 동시에 코에서 매캐한 연기 같은 냄새를 느끼며 기침이 계속 나왔습니다. 마치 연기로 가득 찬 굴속에 있는 느낌이었습니다.

이런 현상은 복부 내의 탁한 기운이 연소되며 외부로 빠져나갈 때 나타나는 자연스런 현상이라고 합니다. 그리고는 갑자기 눈 부위가 묵직하고 후끈거리며 동공이 빠져나올 것 같은 경험을 한 후에야 점차 진정되며 복부 안에 호흡을 할수록 따뜻하고 어떤 뭔가의 강한 기운을 느낄 수 있었습니다. 지금까지 살아오면서 이렇게 짧은 시간에 불가사의한 경험은 처음 해보았으며 놀라움을 금치 못하였습니다.

case 14 친구의 막힌 코를 한 번에 해결
공인중개사 **손순건**

먼저 저의 기치료 능력을 일깨워주신 데 대하여 고마운 말씀 전합니다. 유난히 무더운 지난여름 동안 수련교육을 마친 것이 더욱더 보람됩니다. 의료기공 원심도를 통해 기치료 하는 테크닉을 배워서 먼저 저의 아픈 다리를 치료하며 기치료의 효과를 실감했습니다. 그리고 수련 시작 한 달쯤 지나서 손에 기를 모으는 손바닥 소용돌이 수련을 하고 있는데 갑자기 단전과 손을 연결하는 에너지 통로에서 불덩이 같은 뜨겁고 뭉클한 것이 지나가는 경험을 했으며, 그때부터 손바닥이 후끈후끈 뜨거워지며 의식을 손으로 보내기만 해도 손에서 강한 열감을 느끼게 되었습니다. 그전까지만 해도 저는 손발이 찬 편이었습니다.

친구와의 술자리에서 친구가 코가 막혀 맹맹거리는 걸 보고 코앞에 손빛을 올려놓자 친구가 웬 불덩이 같은 것이 올라오는 느낌이었다고 하면서 코가 시원해졌다고 했습니다. 그때부터 자신감이 생겨 몇 사람을 더 기치료를 했는데 한 사람 빼고는 효과를 보았습니다. 제가 꼭 초능력자가 된 기분이었으며, 제가 저를 믿지 못할 정도로 단기간에 이뤄진 일이라 정말 신기하고 놀라웠습니다. 배운 수련을 집에서 매일 반복하면서 온몸에 기의 흐름을 확실히 느낄 수 있습니다. 수련법도 어렵지 않고 빠르게 치료 능력이 생겨나는 교육법에 놀라웠습니다.

case 15 오감의 세계를 넘어서…
치과의사 **신은주**

원장님~ 감사합니다. 원장님과 인연이 되어 오감의 세계를 넘어 기의 세계, 무의식의 세계에 입문하게 되어 너무너무 기쁩니다.

밝고 영롱한 파란빛으로 몸을 가득 채우고 빛나는 신은주가 되도록 더욱 수련을 열심히 하고 노력하겠습니다. 많이많이 감사합니다.

case 16 저도 고수가 된 건가요?
인정법률사무소 대표변호사 **박성운**

교육시간이 짧아서 좀 아쉽긴 했습니다만 보이지 않는 세계도 우리와 같이 존재하고 있었구나 하는 신비함을 체험했으며, 기치료는 특정인만의 전용물이 아닌 우리 같은 보통사람도 배우면 간단하게 할 수 있다는 실제적인 깨우침을 얻었습니다.

그리고 관념적인 기의 세계를 과학적으로 풀어나가는 원장님의 논리적인 열강이 인상 깊게 남아 있습니다. 회식 때 사무실 직원들에게 기치료 임상실습을 해보았는데 놀랍게도 3분의 2 이상은 효과가 있다고 합니다. 저도 고수가 된 건가요?

case 17 치유의 기쁨을 누리다
충남대 교수 **서철재**

패키지 과정을 마친 후 매일 기수련을 하고 기회 되는 대로 제 몸을 비롯하여 주변 분들을 기치료 하며 치유의 기쁨을 누리고 있습니다. 경험으로 볼 때 골반이나 허리, 목을 치료할 경우 60% 정도는 강렬한 자발적 진동과 자발적 기운동을 이끌어내는 것 같고, 나머지 40%는 반응이 미미한 것 같습니다.

 물론 기에 대한 민감도가 사람에 따라 다르니 그렇다고 할 수 있겠지만, 거의 같은 강도의 손빛을 발공하였는데도 어떤 사람은 격렬한 반응이 유도되고 어떤 사람은 '너 뭐하나?' 하는 정도로 반응이 별로 없는 경우도 있는 것 같습니다. 이럴 경우 어떻게 진행을 해야 할지 아이디어를 좀 달라는 질문을 드렸는데 "환자의 마음이 스트레스 상태에 있거나, 뼛속이 냉기 상태거나, 관절이 긴장 상태에 있을 때 진동과 운기 반응을 더디게 할 수 있다. 이때는 주로 손바닥을 오목하게 하여 타법으로 뼈와 관절의 냉기와 긴장을 충분히 제거한 다음 기치료를 시도하라."고 답변해 주신 대로 기치료를 시도했더니 치료율이 많이 향상되었습니다.

신성한 고수의 손

일반적인 손은 집게기능, 타격기능이 전부였으나, 고수의 손은 치유의 기능으로서 신성하다. 손에 늘 감사하고 자신감을 심어라.

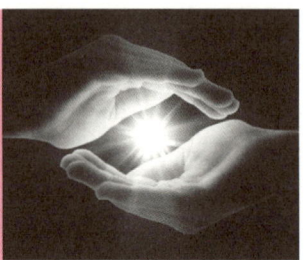

똑똑한 손 고수

'고수'의 손 수(手)자는 다섯 손가락을 펼친 모양을 본뜬 글자다. 손 수에는 솜씨라는 뜻이 담겨져 있으며, 손을 남다르게 사용하는 사람을 "솜씨 좋다."고 한다. 따라서 높은[高] 경지에 이른 솜씨[手] 좋은 사람을 '고수'로 칭한다. 특히 바둑의 고수, 무예의 고수와 같이 손을 써서 이기는 기술이 능한 사람들을 흔히 '고수'라 부른다. 그러나 '강호의 고수' '무림의 고수'라 하여 속세의 경계선 너머에서 특별한 삶을 추구하는 사람들만이 고수는 아니다. 어떠한 분야든 전문성을 가지고 자기 일에 몰입하여 자신이 원하는 일과 삶을 즐기며 행복해지는 것이 오늘날 진정한 고수의 모습일 것이다.

어떠한 영역에서 고수로 통하려면 그 분야의 제반 이치에 통달해야 하고, 숙달된 솜씨, 그리고 그 솜씨를 남에게 전수할 수 있는 능력 등 고수로서의 기본적인 자질은 갖추고 있어야 한다.

의료기공에 있어서는 기수련과 임상시술을 통해 각고의 노력으로 터득한 수준 높은[高] 손빛[手] 능력자를 기치료 '고수(高手)'라 한다. 특히 기치료 고수는 기치료 능력과 원리에 능통하고, 운기와 축기 등 기수련이 숙달되어 있어야 한다.

기치료 고수는 보통의 수준을 넘어선 높은 경지에 이른 기치료 능력자로서 자신과 주변 사람들을 치유하고 치료할 수 있다는 자긍심과 사명감이 남다르다.

고수의 한 수 아래 하수(下手)는 서툰 손놀림으로 실수(失手)를 연발하게 되고, 실수가 거듭되면 손에서 일을 놓게 되는 백수(白手)가 된다. 이처럼 손은 그 사람의 처신과 위상을 대변하기도 한다.

그러나 손은 그 자체만으로도 신체 부위 중에서 위상이 가장 높다고 할 수 있다. 왜냐하면 손은 인체의 우두머리인 뇌와 가장 긴밀하게 연결되어 있기 때문이다.

'손은 밖에 나와 있는 뇌'라고 부르듯, 손과 뇌는 수많은 신경회로와 의식으로 연결되어 있다. 손과 뇌는 유·무선을 통해 다양한 정보를 서로 공유하고 있으므로 손은 신체 어느 부위보다 똑똑하며 고수의 충분조건이 된다.

손은 마음과 통한다

손은 집게기능, 타격기능 등 겉으로 드러난 일반적인 것 말고도 보이지 않은 마음과 감정이 연결되어 있어 고수의 손으로서 특별함이 있다. 왜냐하면 마음의 둥지인 뇌에서 발현된 의식작용이 손으로 전달되어 손에 그대로 마음의 반응을 보이기 때문이다. 예컨대 기쁜 일에 저절로 손뼉을 치게 되고, 분노하면 주먹을 불끈 쥐는 것은 손과 마음의 상관관계를 실증해 주는 것이다.

그리고 불안하거나 뭔가를 간절히 원할 때 두 손을 마주잡게 되는 것은 손을 통해 마음을 조절하려는 인간의 본능적 행동 때문이며, 실제로 마음이 차분해지고 집중이 높아지는 것을 알 수 있다. 그것은 손동작을 여러 형태로 만들어 손을 통해 뇌를 자극시켜 마음을 조절하기 때문이다. 불교나 요가, 명상, 기공 등에서 다양한 수인(手印)법을 통해 심신을 조절하는 것도 바로 그러한 이유에서다.

따라서 기치료 고수는 손을 통해 마음의 운용법을 터득하여 에너지를 증폭시킴으로써 초월적인 기치료를 실현하게 된다.

신성한 치유의 손

고수의 손은 기를 느끼고, 기를 모으고, 기를 보내며 몸과 마음을 치유하는 신성한 치유의 도구다. 손은 감각이 가장 예민한 기관으로 눈을 감고도 신체의 어느 부위보다 사물을 감지하는 능력이 뛰어나다. 따라서 손을 '제2의 뇌'라고도 부른다.

고수들은 손으로 사물을 직접 보고 느낀다 하여 손을 하나의 독립된 인격체로 본다. 손으로 사물을 보고 느낌으로써 손에 집중도를 높일 수 있으며, 손에 집중력이 높아지면 손은 치유의 도구로써 초월적인 능력을 발휘하게 된다.

손의 역할은 일반적으로 '집게와 타격기능'을 위주로 사용되어 왔다. 그러나 고수의 손은 치유의 도구로써 '치유기능'이 주기능이며, 더욱이 신성시된다. 어떠한 질병도 치유할 수 있다는 강한 자신감을 치유의 손에 주입하며 손에 늘 감사하고 격려를 아끼지 않아야 한다.

손은 정직하다. 손을 신성한 치유의 도구로 인정하고 감사한 마음을 보내면 손은 틀림없이 고수로서의 치유능력을 발휘하게 된다. 따라서 손은 치유의 도구로써 늘 부드럽고 유연하고 청결하게 유지해야 하며, 특히 손에 상처를 입지 않도록 주의해야 한다.

손이 신성한 치유의 도구로 사용되는 또 다른 이유로서 손에는 우주의 중심과 연결된 치유의 빛이 들고나는 중심점이 있기 때문이다.

즉 손바닥에는 노궁이라는 장심(掌心), 손가락 끝에는 지문을 중심으로 빛이 소용돌이치고 있다. 그것은 모두 우주 홀로그램 법칙에 따른 우주의 중심점이기 때문이다.

고수는 언제 어디서나 자신이 우주의 중심이며, 손 또한 우주의 중심임을 인식하고 의념함으로써 늘 자신에게로 우주에너지를 집중시킨다.

하늘이 준 선물 약손

사람은 누구나 약손이라는 천부적인 치유 능력을 타고난다. 즉, 치유 능력은 모든 사람들에게 하늘이 내려준 타고난 천성(天性)이다. 따라서 이러한 천부적인 치유 능력을 일깨우는 작동법과 전문적인 치유 기법을 배우고 익혀서 기치료 고수가 된다.

인체의 막힌 기가 뚫리고 통증과 염증이 사라지고 뼈가 교정되는 고수의 놀라운 기치료 능력은 그 뿌리가 약손에서 비롯된다는 것을 깊이 인식해야 한다. 몸 내부에서 스스로 병과 싸우는 면역계와 같은 천부적인 자연치유력이 존재하듯이 손의 치유능력도 약손으로 타고난다.

배가 아플 때 손으로 배를 문지르고, 치통이 있을 때 손을 턱에 대고, 혈압이 올랐을 때 손으로 목덜미를 감싸고, 망치로 손을 다쳤을 때 다른 손으로 다친 부위를 감싸는 행위 등은 우리의 본능이 약손의 치유 능력을 알고 있기 때문이다.

그리고 뜨거운 물에 화상을 입었을 때 손을 환부에 가까이 대고 있으면 통증이 점차 사라지고, 경미한 출혈이 있을 때도 손을 가까이 대고 있으면 지혈이 되는 것은 특별한 기수련을 하지 않아도 누구나 할 수 있는 천부적인 약손 능력 때문이다.

또한 양파나 감자 등 뿌리식물을 적당한 용기에 물을 부어 올려놓고 아침저녁으로 손바닥으로 2~3분씩 감싸주면 빠르게 싹이 돋고 빨리 자라는 것도 특별한 기수련을 하지 않고 할 수 있는 약손 능력이다.

고수의 기치료 능력은 이처럼 천부적으로 가지고 있는 약손의 능력을 의료기공 수련을 통해 활성화시켜서 치유 수준을 높여주는 것이다. 이것은 오랜 기간 수련하지 않아도 누구나 쉽고 빠르게 기치료 능력을 습득할 수 있는 실제적인 이유가 된다.

따라서 사람은 원래 누구나 약손이라는 치유 능력을 가진 치유사다. 그러므로 고수의 기치료 능력은 처음부터 전혀 없는 능력을 새롭게 창조하는 것이 아니라 원래 가지고 있는 약손 능력을 특별한 수련과 전문적인 원리공부를 통해 점차 그 능력을 개발하여 높여나가는 것이기 때문에 신비로울 것도 없으며 불가능하지도 않다. 어떠한 경우에도 처음부터 존재하지 않은 것을 새롭게 발명한다는 것은 어렵고 힘든 일이겠지만 감춰진 것을 발견하는 것은 그렇게 어려운 일이 아니다.

고수의 조건

기치료 고수의 기본 조건은 의료기공을 통해 반드시 기수련의 대가로 습득한 기치료 능력이어야 하며, 풍부한 임상경험의 치유사례가 필요하다. 특히 평소에 부단한 자기수련이 있어야 하며, 하루 일정 중 환자를 치유하는 시간보다 자기수련 시간이 길어야 정화된 치유기를 효과적으로 사용할 수 있는 고수의 조건이 된다.

  그러나 자신의 능력만 믿고 자기수련을 게을리하거나 수련을 무시하게 되면 정화되지 않은 탁한 기운으로 환자는 물론 고수 자신에게도 부정적인 요소로 작용하게 된다. 그리고 환자로부터 탁기를 방어할 능력이나 자신의 에너지 고갈을 막을 내공이 약한 경우는 자기수련의 부족에서 비롯된 것이다.

  의료기공 수련이라는 대가를 치르지 않고 치유능력이 발현된 치유능력자들을 분류해 보면 다음과 같다.

- 수행과 기도를 통해 치유 능력이 생긴 종교인.
- 임사체험이나 영적인 체험 후에 치유 능력이 나타난 능력자.
- 영적인 치유 능력이 있는 무속인.
- 태어날 때부터 기치료 능력이 있다고 주장하는 신기 강한 사람.
- 장기간 기치료를 받은 후에 생긴 환자의 치유 능력.

이러한 능력자들도 의료기공 수련을 통해 신체적, 의식적인 에너지를 순화시키고 기치료 원리와 기법을 배우게 되면 진정한 정통 기치료 고수가 될 수 있다.

고수의 공통된 특징

기치료 고수들은 몇 가지 신체적, 의식적인 공통된 특징들이 있다. 기에 대한 원론적 지식의 공통점이 아닌 자신들이 직접 수련과 임상 시술을 통해 경험하고 체득하여 몸과 마음에 발현된 공통적인 특징들을 다음과 같이 나타낸다.

- 수련기와 치유기를 무형으로 된 '기'로 보지 않고 유형으로 된 '빛'으로 인식한다.
- 손바닥이나 특정한 부위에 의식을 모으면 그 부위를 중심으로 기운이 회전과

파동을 일으킨다.

- 기치료는 몸에 접촉하지 않은 공간법을 사용한다.
- 기감능력과 이완능력이 남다르다.
- 내기와 외기의 사용법과 운기와 축기법에 능하다.
- 호흡은 의식하지 않거나 날숨을 기수련과 기치료에 활용한다.
- 고도의 집중력과 이미지(심상) 활용 능력이 높다.
- 수련기는 의식하되 치유기는 간섭하지 않고 즐긴다.
- 탁기 방어와 탁기 제거를 효과적으로 한다.
- 환자의 운기상태를 오라장을 통해 알아낸다.

이러한 고수들의 특징들은 앞으로 이 책에서 다뤄질 기수련과 기치료법에서 핵심적인 원리로 다뤄질 것이다.

당신도 고수가 될 수 있다

시작이 반이다. 지금부터 시작하라.
당신은 이미 반은 고수다.
나머지 반은 열정이다.

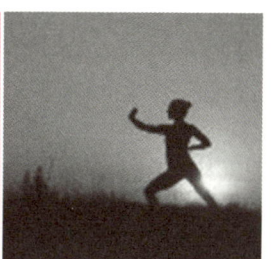

고수가 되는 지름길

험준한 산을 넘을 때 길을 새로 만들어서 혼자 초행길을 간다는 것은 어렵고 힘든 일이며 자칫 길을 잃고 헤매다가 낙오하기 십상이다. 그러나 먼저 다니던 사람들이 만들어 놓은 지름길을 가이드와 함께 가면 쉽고 안전하게 목적지에 도착할 수 있다.

    고수가 되는 길도 마찬가지다. 앞서 지나간 고수들이 잘 닦아놓은 안전한 지름길을 따라가기만 하면 목적지에 쉽게 도달할 수 있다. 또한 대박 난 주방장으로부터 특별한 조리비법을 한 수 배워서 식당의 사업 성공률을 높일 수 있듯이, 선배 고수들이 먼저 이루어 놓은 실증된 결과물을 바탕으로 수련과 임상실습을 통해 그대로 따라하게 되면 누구나 기치료 고수의 지름길을 성공적으로 따라갈 수 있다.

기치료 고수가 되는 지름길은 초급과정, 중급과정 등의 단계별 수련을 거치지 않고 선인(先人)들에 의해서 먼저 개발되고 경험한 결과물을 바탕으로 고급과정을 통해 단박에 기치료 능력을 습득하는 것이다. 즉 선배 고수와 동일한 출발선에서 수련과 임상시술을 시작하게 된다.

그러나 기존의 기수련 방식대로 초보자로 시작해서 기치료 고수가 되려면 앞으로 언제 어떠한 형태의 결과가 나올지 아무도 장담하지 못할 것이다.

단언컨대 의료기공 수련은 여타 운동종목과 같이 기본기를 필요로 하지 않는다. 다만 기치료 능력이라는 결과물만을 요구할 뿐이다. 야구, 농구, 배구, 축구 등의 일반 운동종목은 기본기가 필요할지 모른다. 그러나 기치료 능력을 습득하는 데 기본기에 시간과 에너지를 낭비할 필요가 없다. 선배 고수들이 이뤄놓은 결과물을 가지고 기치료 능력을 단박에 깨우치고 습득해서 궁극적으로 기치료의 고수가 되면 목적을 성공적으로 달성하게 되는 것이다.

다시 말해 초급과 중간단계는 생략하고 고수들이 하는 완성된 결과물 수련을 함으로써 지금까지의 수련법과 정반대의 역(逆)수련법으로 고수의 길을 가게 되는 것이다.

　앞으로 이러한 역수련법으로 누구나 쉽게 기치료 고수가 되는 비결을 과학적 원리와 객관적 논리로 하나하나 펼쳐보이게 될 것이다.

고수의 환골탈태

기치료 고수가 되려면 먼저 올바른 기수련 지도자를 만나 실제적인 치유기와 실전적인 임상법을 전수받아야 한다. 바른 지도자는 수련자를 데리고 복잡한 길로 돌아가지 않는다. 단순하지만 실전적인 수련법만을 전수해주는 것이 현명한 지도자의 자세다.

　지도기공사는 수련과 임상의 결과물을 통해 명쾌한 원리와 방법을 제시할 뿐 잡다한 기적(氣的)인 현상에 집착하지 않는다. 또한 수련의 결과물을 통해 전수자들에게 나아갈 길과 가능한 목표를 설정해주고 각성을 이끌어낸다.

　그리고 고수가 되는 제1조건은 지금까지 알고 있었던 기에 대한 부정적이고 초현상적인 고정관념에서 벗어나야 한다. 기에 대한 신비주의적인 선입견과 부정적인 시각에 갇혀 있다면 고수의 길은 요원하게 된다.

　고수가 되는 길은 말 그대로 '환골탈태(換骨奪胎)'하여 몸과 마음이 새롭게 태어나야 한다. 환골은 몸을 새롭게 하고, 탈태는 마음을 새롭게 하는 것이다. 다시말해 몸과 마음을 완전히 새롭게 하여 백지상태에 그림을 그리듯이 다시 태어날 새로운 준비를 해야 한다.

기수련을 통해 뼈를 돌리고 비틀어서 그동안 사용하지 않던 역근(易筋)을 활성화시켜 새롭게 몸을 만들어나가는 것이 환골이다. 탈태는 지금까지 의식과 무의식에 기억되어 있던 기에 대한 부정심과 과장된 선입견을 지우고 관념적이었던 기를 실재하는 기운으로서 새롭게 의식을 재무장하는 것이다.

고수는 환골탈태를 통해 몸과 마음을 새롭게 하여 늘 평정심과 어떠한 경우에도 초연한 자세를 견지해야 한다.

고수의 깨달음

고수가 되는 가장 효율적인 방법 중 하나는 기에 대한 이해도를 높이는 것이다. 즉 기의 실체에 대한 정확한 이해와 운기원리와 방법에 대한 철저한 이해와 깨달음이 선행되어야 비로소 효과적인 수련이 될 수 있으며 고수가 되는 가장 효율적이고 실제적인 방법이다.

고수의 깨달음은 거창하게 세상의 도와 진리를 깨우치는 것이 아니라 기에 대한 전반적인 이해를 높이면서 자연의 흐름에 순응하고 그 흐름에 따른 운기와 축기와 발공의 이치를 몸소 깨닫는 것이다.

다시 말해 볼 수 없고 만질 수도 없는 기를 자신의 의지대로 운용하려면 기의 성질, 작용, 느낌 등 기의 실체에 대한 원리적인 깨우침이 먼저 필요하다.

예를 들어 "기치료는 특정인들만의 능력으로서 보통사람들과는 거리가 멀다."하여 대부분의 사람들은 기공수련을 부담스러워한다. 그래서 기공이라고 하면 보여주기식 '장풍'이나 눈속임의 '공중부양'쯤으로 특별하게 생각하는 사람들이 많다.

그러나 기에 대한 이해도를 높이고 그 원리와 작동법을 알게 되면 기는 특별하지도 않고 지극히 보편적이며 의식을 가진 사람이면 누구나 손쉽게 익혀서 고수가 될 수 있다는 것을 깨닫게 된다.

오랜 기수련을 통해서 원리를 깨우치는 것이 아니라 반대로 원리를 먼저 이해하고 그 다음 수련을 하게 되면 기수련의 효율성이 보다 높게 나타난다.

의료기공을 목적으로 수련하라

기치료 고수가 되려면 처음부터 의료기공을 목적으로 수련해야 한다. 기수련은 수련의 목적에 따라서 그 결과물이 다르기 때문에 어떤 목적으로 어떻게 수련을 하느냐에 따라 습득된 능력은 완전히 다르게 나타난다. 따라서 수련과정에 있어서도 기치료를 위한 의료기공의 원리와 수련동작을 효과적으로 전수받고 숙련시켜야 한다. 달리기에서 스피드를 필요로 하는 단거리 선수와 지구력을 필요로 하는 장거리 선수의 훈련방법이 서로 다르듯이 기공수련 또한 마찬가지이다.

기공은 수련의 목적에 따라 무술기공과 의료기공으로 분류하며 이들 기공은 발공되는 기의 성질과 작용이 각각 다르게 나타난다.

무술기공으로 발공하는 기는 거칠고 딱딱한 파괴적인 기로서 경(硬)기공이라 하며 사람을 해치는 살인기공이다.

그러나 의료기공은 질병을 치유할 수 있는 부드럽고 온화한 연(軟)기공으로 사람을 살리는 활인기공이다. 예컨대 머리 꼭대기 백회 부위에 무술기공으로 손에 기를 모아 발공하면 코피가 터지고, 의료기공으로 발공하면 반대로 흐르는 코피를 멈추게 한다. 또한 기공으로 사람을 꼼짝 못하게 제압하거나 사람을 뒤로 넘어지게 하는 등의 무술기공은 질병 치유와는 전혀 상관관계가 없다. 무술기공수련으로는 기치료에 적합한 공능을 발휘할 수 없기 때문에 기치료 고수가 되는 길은 반드시 부드럽고 온화한 의료기공을 수련해야 한다.

고수가 되는 '21일 법칙'

21일 법칙이란, 무엇이든 21일 동안 반복하면 잠재능력이 작동된다는 인체의 초월적 기능을 말한다. 잠재능력이 무엇인가? 우리 몸속에 잠자고 있는 무한한 가능성이 내재되어 있는 준비된 능력 아니던가! 누구에게나 있는 이러한 초월적인 능력을 깨워서 작동만 시키면 원하는 것을 무엇이든 얻을 수 있다.

따라서 어떠한 말과 생각이나 행동을 21일간 반복하면 잠재의식에 각인되어 반복된 말과 행동 등에 따른 새로운 능력을 만들어낸다는 것이다.

다양한 심리실험에서도 하나의 새로운 습관에 완전히 정착하려면 최소한 21일의 시간이 걸린다고 한다. 21일은 대뇌의 생각이 간뇌에까지 도달하는 최소한의 시간이며, 뇌의 신경회로에 새로운 길을 내서 새로운 습관을 만들어내는 데 최소한 21일이라는 기간이 필요하다는 것이다. 반복된 말과 행동이 간뇌에 도달하면 왜 새로운 능력과 습관이 정착되는지는 앞으로 더 자세한 설명이 있을 것이다.

'21일 법칙'에서 21일[3주]이라는 시간이 필요한 이유는 먼저 우리말 속담과 같은 한자성어 '작심3일(作心三日)'을 이해할 필요가 있다. 결심한 일을 3일을 넘기지 못할 때 흔히 '작심삼일'이라 한다. 그것은 뭔가를 시도했을 때 그 의지의 효과가 보통 72시간[3일] 정도밖에 유지되지 못하기 때문이며, '작심삼일'이 지나면 그 의지력은 점차 약화된다는 것이다. 이러한 약화된 의지력을 만회하는 방법은 '작심삼일'을 다시 반복하는 것이다.

따라서 '작심삼일'을 7번 반복하여 지속적인 의지력으로 21일간 반복하게 되면 의식하지 않아도 작심한 말이나 행동을 잠재의식에서 자동으로 실행하게 된다는 것이 '21일 법칙'의 핵심원리다.

'21일'에 숨어있는 또 다른 숫자의 비밀은 신생아 출산의 경우에도 알 수 있다. '삼칠일'이라 하여 아기에게 면역력이 정착되는 21일 동안 외부와의 접촉을 삼가는 '21일 법칙'의 동양적인 전통이 있다.

현대적 개념의 '21일 법칙'은 미국의 언어학자 존 그라인더 교수와 심리학자인 리차드 밴들러가 창시한 'NLP'이론에 근거를 두고 있다. 그들은 '21일 법칙'은 누구나 쉽게 따라 할 수 있고 그 효과는 놀랍고 신속하며 반복을 통해 새로운 습관을 만드는 가장 강력한 도구라고 말한다.

그렇다면 말이나 행동이 반복되는 21일 중에 하루라도 빠지면 다시 처음부터 시작해야 할까? 꼭 그렇지만은 않다. 하루이틀 정도는 괜찮겠지만 3일 이상 빠지면 간뇌에서 이를 임시저장으로 보기 때문에 삭제된다. 따라서 3일의 공백이 있다면 처음부터 다시 21일을 반복해야 한다.

그리고 더 놀라운 사실은 '21일 법칙'을 3회 더 반복하면 반복의 결과를 극대화시켜 새로운 습관이나 능력을 넘어서서 새로운 습성, 즉 제2의 천성(天性)을 만들 수 있다는 것이다.

『21일(3주)×3회=63일(9주)』 이것이 의료기공 수련에서 제시하는 또 다른 '63일의 법칙'이다. 63일 동안 의료기공 원심도를 반복 수련하게 되면 완전한 기치료 고수의 길로 들어서게 된다. '63일의 법칙' 또한 그 원천은 반복의 힘이다. 한 방울씩 떨어지는 낙숫물이 단단한 바위를 뚫듯이 고수의 능력을 습득하는 데 이러한 반복적인 '63일의 법칙'을 따르면 충분하다.

그러나 '63일 법칙'의 충분조건으로서 반드시 수련의 집중된 시각화와 긍정심, 그리고 잠재의식에 대한 높은 신뢰도가 요구된다. 그리고 잠재의식은 단계별 현상과 반응보다 완성된 결과물을 반복하는 것을 더 효과적으로 인식한다.

따라서 고수가 되는 길은 오랜 기간의 양(量)적 위주의 단계별 수련이 아니라 '63일 법칙'에 따른 질(質)적인 수련이 요구된다는 것을 반드시 기억하라.

> 고수의 손빛은 위대하고 신성하다.
> 손빛이 닿게 되면 어떠한 질병도 치유된다.
> 끝없이 의념하라.

chapter2
고수의 손빛

- 모든 것은 빛이다
- 치유의 도구 손빛

모든 것은 빛이다

우주 만유는 빛의 피조물이며,
모든 에너지원은 빛에서 발현된다.
빛을 먹고 마시며 호흡하라.

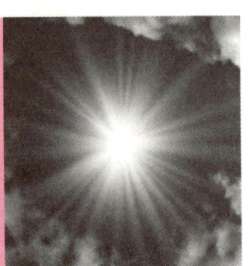

빛의 기원

빛이 없는 어둠에선 손이 빛을 대신하듯 인간에게서 빛과 손은 서로 절대적인 공생관계에 있다. 인간이 태어날 때 주먹을 불끈 쥐고 나오는 까닭은 평생 사용할 빛을 한주먹 쥐고 나오기 때문이며, 또한 인체의 무게중심 단(丹)의 자리에도 작지만 밝은 한 점의 빛을 품고 태어난다.

의료기공에서는 단의 붉은 빛을 원기(原氣)라 한다. 그것은 인간이 원천적으로 빛으로부터 왔으며, 그 빛을 소중히 여기고 있다는 본능적인 모습을 보여주는 것이다. 그때부터 빛과 손은 서로 숙명적인 관계를 맺고 세상에 나오게 된다.

양자역학에서는 인간을 포함한 모든 물질세계의 근원을 빛이라 말한다. 햇빛은 우리에게 생명을 주었고 불빛은 인류문명의 원천이 되었다. 따라서 빛은 생명의 근원이자, 에너지의 원천으로 자리하고 있는 것이다.

고수가 되기 위해서 빛에 대한 고도의 전문지식이 필요한 것은 아니다. 다만 빛의 성질과 작용 등 빛의 속성에 대한 기본적인 것은 알아둘 필요가 있다. 그것은 앞으로 기공의 원리를 쉽게 이해하고 수련하고 시술하는 데 도움이 되기 때문이다.

태초에 암흑의 우주는 초월적인 시공간에 의해 점차 수축되면서 임계점에서 생긴 엄청난 압력으로 우주의 빅뱅, 즉 대폭발을 일으키며 처음으로 빛이 생겨났다고 한다. 태양과 같은 우주의 별들도 이때 생긴 빛의 영향으로 핵분열과 같은 연쇄반응을 일으키며 우주를 채우게 되었다는 것이 우주 탄생 비밀 중 하나인 '빅뱅이론'이다. 이러한 우주의 수많은 별들은 태양이 인간에게 영향을 끼치듯 인간의 삶에 이런저런 많은 영향을 주게 되는 것이다.

지구 바깥 우주로부터 별빛의 흡수와 방출이 반복되면서 지구에 빛에너지가 충전된다. 이러한 빛에너지는 땅속 용암뿐 아니라 지구의 대기권 내에도 광범위하게 퍼져 있다. 지구 속 용암을 포함한 지구의 대기권에 있는 빛에너지를 땅빛[地氣]이라 하고, 대기권 밖의 태양을 포함한 우주의 모든 빛에너지를 별빛[天氣]이라 한다. 인간이 평소에 살아가는 데 필요한 후천적 에너지는 지기(地氣)에서 받아들이고, 천기(天氣)는 사람이 잉태될 때 받은 선천적 에너지인 원기에 해당된다. 따라서 우주로부터 오는 별빛은 원기보충과 치유기에 다 같이 사용되고 지구와 대기권 내에 존재하는 땅빛은 치유기로 이용된다. 이러한 별빛과 땅빛을 모두 외기라 부르며, 우리 몸속의 내기와 외기를 연결하는 수련이 의료기공 수련의 핵심이다. 고수는 이러한 외기와 내기를 연결하여 수련과 임상치유에 사용한다.

사물의 본질은 빛이다

빛은 파장에 따라 여러 가지 빛깔로 나눠져 있으며, 그 빛깔은 각각의 고유한 진동수를 가지고 있다. 사물이 다양한 빛깔로 보이는 것은 다름아닌 빛의 진동수가 다르게 나타나기 때문이다. 따라서 세상 만물은 빛의 진동수에 따라 빛깔과 심지어 모양까지도 다르게 모습을 나타내는 것이다.

사물이 비록 우리들 눈에는 서로 다르게 보이지만 진동수가 다를 뿐 똑같은 빛덩어리로 이뤄져 있다는 것이 과학적인 사실이다. 다시 말해 일반적인 관점에서는 보통의 사물로 보이지만 빛의 시각에서 보면 사물의 본질은 다 같은 '빛뭉치'라는 것이다.

그렇다면 우리 몸의 본질 역시 빛으로 뭉쳐져 있다고 이해할 수 있으며, 그것이 외부로 나타난 것을 '오라장' 또는 '기장'이라 부른다. 그러나 우리의 몸이 빛으로 되어 있다는 사실 여부와 상관없이 그렇게 존재하고 있다는 상상만으로도 실재하는 것과 같은 효과를 나타낸다.

일찍이 동양의 명의들은 인간의 생명활동이 여러 가지 빛의 영향을 받으며, 그 빛이 생명작용 또는 자연치유에 영향을 끼치게 된다는 사실을 이미 알고 있은 듯하다.

그들은 오장육부는 고유한 오행의 빛깔들과 각각 연결되어 있으며, 이들 빛깔이 가진 오행기를 이용하여 각 장부의 치유에 활용하였다. 기치료 고수는 이러한 장부와 연결된 각각의 고유한 오행빛을 발공하여 장부별 치유를 하게 된다. 이것을 '칼라테라피(color therapy)'라 하여 색상요법가들도 적극 활용하고 있다.

인체도 광합성을 한다

지구 최초의 생명체는 빛으로 에너지를 조달하는 광합성 기술을 스스로 터득함으로써 초기 지구의 척박한 환경에서도 살아남을 수 있었다고 한다. 따라서 생명체 모두는 태초의 광합성 유전자를 물려받아 빛을 에너지원으로 사용할 줄 아는 지성을 갖게 된 것이다.

광합성이란 식물이 빛을 이용해서 물과 이산화탄소를 합성하여 에너지원으로 사용하는 작업을 말한다. 따라서 일반적으로 광합성이라 하면 식물의 전유물로 알고 있다. 그러나 꼭 그렇지만은 않다. 다만 식물은 빛을 이용해서 직접 영양소와 에너지를 만들 뿐, 인간을 포함한 동물들도 빛을 통해 여러 가지 에너지를 합성하고 있다는 것이 생물학자들의 주장이다.

고수들의 손빛 만들기와 단전의 빛 수련도 일종의 광합성작업이라 할 수 있다. 그리고 우리가 먹는 음식도 궁극적으로 모두 광합성의 산물인 빛이다. 빛에 의해 곡식이 여물고 과일이 익게 된다. 즉 광합성에 의해 곡식과 과일, 채소가 자라고 그것을 사람이 에너지원으로 사용하게 된다. 따라서 그 에너지원이 빛이 아니고 무엇이겠는가?

생물이 살아가는 데에는 반드시 에너지가 필요하다. 식물은 스스로 광합성을 일으켜 빛을 에너지원으로 사용하는 법을 알고 있다. 그러나 사람을 포함한 동물들은 빛으로부터 직접적인 에너지를 얻지 못하므로 식물을 섭취하거나 다른 동물을 먹이로 사용하여 간접적으로 빛에너지를 조달하기도 한다. 결국 먹이사슬의 최말단에 있는 식물은 모든 동물의 빛에너지 공급처가 되는 셈이다.

　식물을 에너지원으로 이용하는 채식동물은 육식동물의 먹이가 되면서 육식동물은 빛에너지를 채식동물을 통해 간접적으로 흡수하게 된다. 인간은 식물, 동물을 모두 먹거리로 이용함으로써 다양한 빛에너지를 흡입하게 된다. 그러나 사실 먹거리를 통해 빛을 취득하는 것은 낮은 수준의 에너지 흡수법이다. 차원 높은 궁극의 에너지원은 다름 아닌 우주 전체에 퍼져 있는 빛으로부터의 직접적인 광합성법이다. 빛의 직접적인 광합성법을 알게 되면 기치료의 수준을 한 차원 높일 수 있다. 의료기공 수련을 통해 고수는 이러한 직접적인 빛의 광합성법으로 손빛을 만들어 기치료에 사용한다.

치유의 도구 손빛

기치료에 있어서 중요한 것은 손빛에 대한 확신이다. 손빛에 대한 100% 확신은 기치료 능력을 높이는 데 필수조건이다. 확신은 탄탄한 손빛의 원리무장에서 비롯된다.

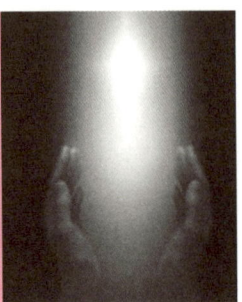

손빛의 비밀

빛과 손에는 우리가 그동안 잊고 있었거나 잘 알지 못했던 여러 가지 많은 비밀들이 숨겨져 있다. 빛과 손의 일상적인 작용과 기능에만 익숙해져 있는 대부분의 사람들은 이 둘의 보다 융통성 있는 기능과 다양한 속성에 대해서 잘 모르고 있는 것이 사실이다.

왜냐하면 빛의 밝음과 어둠, 손의 집게기능과 타격기능 정도의 일반적인 것 말고는 잘 알려져 있지 않기 때문이다. 그러나 세상에는 보이고 드러난 것보다 그렇지 않은 것이 훨씬 더 많다는 것을 간과해서는 안 될 것이다. 빛과 손은 지금껏 보이지 않은 많은 것들을 우리에게 베풀어 왔다. 그중 하나가 빛과 손이 만나 결합해서 만든 '손빛'이다. 손빛은 기치료의 치유기로 사용되며, 의료기공 원심도 수련을 통해 손빛을 더 강렬하게 만들 수 있다.

빛을 통해 볼 수 없고, 손으로 만질 수 없다고 해서 존재를 부정하는 것은 오감에 길들여져 있는 인간의 감각적 한계 때문이다.

빛은 원래 백색광으로 눈에 잘 보이지 않지만 프리즘을 통해 그나마 무지개 빛깔의 가시광선 정도는 볼 수 있다.

그러나 가시광선 너머에 있는 적외선이나 자외선 등은 인간의 시각으로는 식별할 수 없는 초월적인 빛의 영역이다. 그렇다고 아무도 시각 외적인 빛의 존재 여부에 대해서 시시비비 하지 않는다. 왜냐하면 과학의 시각으로는 얼마든지 빛을 다양하게 볼 수 있기 때문이다.

그런데 만약 손바닥이나 손끝에서 '손빛'이 방사된다고 했을 때 과연 사람들의 반응은 어떨까? 무시하거나 쓴웃음을 짓는 경우가 대부분일 것이다.

그러나 놀랍게도 손에는 육안으로 볼 수 있는 빛이 방사되고 있으며, 그 '손빛'을 누구나 간단한 방법을 통해 볼 수도 있다.

이와 같이 빛과 손의 비밀을 알고 나면 '손빛'에 대하여 보다 융통성 있는 열린 시각을 갖게 될 것이다.

빛과 손의 관계는 생각보다 서로 상당히 우호적이다. 빛이 없는 어둠 속에서는 손이 빛을 대신하여 방향과 사물을 인식하게 된다. 따라서 빛과 손은 서로 불가분의 관계를 맺고 있으며, 손을 제3의 눈이라 부르기도 한다.

고수는 손과 빛이 결합된 손빛을 기수련과 기치료의 도구로 사용하고 손빛을 증폭시키는 효과적인 방법을 알고 있다.

손은 빛의 교차점

손은 몸과 마음이 하나가 되도록 도와주는 중간다리 역할을 한다. 두 손을 맞잡거나 마찰시키면 마음이 안정되고 집중력이 높아진다는 것을 누구나 경험적으로 알고 있다. 그것은 바로 손은 신체 어느 부위보다 에너지의 집중도가 높기 때문이다. 여기서 말하는 에너지란 빛에너지를 가리킨다.

손에는 모세혈관, 말초신경이 밀집되어 있고 혈관조직의 동맥과 정맥, 경락조직의 음경맥과 양경맥이 서로 교차하는 부위이기 때문에 빛의 흐름이 가장 활성화되어 있는 곳이다.

또한 손바닥과 손끝에는 치유의 빛이 들고 나는 중요한 혈자리가 존재하고 있다. 손바닥 장심(掌心)의 노궁혈, 중지(中指) 끝의 중충혈, 그리고 엄지 끝의 소상혈 자리로 치유의 빛이 가장 활발하게 들고 난다는 것을 고수들은 기감으로 알고 있다. 그리고 각종 심신수련과 양생법, 종교의식의 기도 등에서도 다양한 형태의 손동작으로 빛이 교차되는 손을 통해 신념의 파워를 만들어낸다.

기공에서는 왼손은 양[+]의 성질, 오른손은 음[-]의 성질을 띤다고 말한다. 음과 양의 전기에너지가 만나면 빛이 발생하듯이 음과 양의 전기적인 성질을 띠고 있는 양손을 가까이 하거나 살짝 접촉시켜 보면 빛의 열감과 전기적인 찌릿함을 실제로 느낄 수 있을 것이다.

이것을 의료기공 수련을 통해 더욱더 활성화시켜 고수의 강렬한 손빛을 만들게 된다. 이와 같이 음과 양의 전기적 성질을 띤 손빛은 강력한 치유의 도구로 사용된다.

손빛을 이완된 집중으로 보라

사물에 대한 존재의 믿음은 눈으로 확인하는 시각적인 방법이 가장 효과적이다. '백문이불여일견(百聞耳不如一見)'이란 말뜻대로, "백 번 귀로 듣는 것이 한 번 눈으로 보는 것보다 못하다."고 하여 시각적 믿음이 다른 감각기능에 비해 우월하다는 것을 의미한다.

손빛을 시각의 도구를 통해 육안으로 보거나, 심안으로 보게 되면 기치료에 대한 자신감이 높아지며 치유능력은 배가된다.

　손빛을 보는 방법은 생각보다 간단하다. 초급자처럼 손빛을 보려고 노력하지 말고 먼저 이미 고수로서 손빛이 당연히 잘 보인다는 생각이 전제되어야 한다. 그 다음 손빛을 보는 몇 가지 기술적인 방법을 따르면 누구나 손빛을 볼 수 있다.

　눈빛을 어느 한곳에 고정시키면 의식이 정지되면서 다른 생각은 일어나지 않게 된다. 눈빛을 고정시키는 연습을 반복하면 의식이 대

손빛보기

① 흰색이나 검정바탕의 벽 앞에 2m 간격을 두고 편안한 자세로 앉은 다음 눈을 감고 잠시 깊게 숨을 내쉬며 몸과 마음을 이완시킨다.

② 양손의 검지를 3cm 간격으로 마주하여 눈높이만큼 들어올린다. 양손의 검지 사이에 손빛이 서로 연결되었다 생각하고 양손 검지를 상하로 엇갈리게 움직이면서 검지 사이의 손빛을 늘려주는 동작을 반복한다.

③ 이완된 집중으로 초점을 흐리게 하여 양손 검지 사이의 손빛이 서로 붙어 다니며 늘어나고 줄어드는 것을 무심히 바라본다.

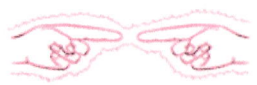

상물에만 집중되는 것에 길들여지면서 대상물의 주변시야도 동시에 보이기 시작한다. 이때 사물을 긴장된 집중으로 보는 것[見]이 아니라 이완된 집중으로 보는 것[觀]이다. 즉 사물을 유심하게 보지 말고 무심하게 보라는 것이다.

손가락 주변에 눈빛을 한참 동안 고정시켰다가 눈빛의 긴장을 풀고 이완된 집중으로 초점을 흐리게 하면 손가락 둘레에 투명에 가까운 푸른 빛깔 또는 연분홍 빛깔 등의 다양한 오라장의 빛깔을 볼 수 있다. 이것이 바로 손에서 방사되는 '손빛'이다.

손빛은 특별한 소질을 갖춘 사람만이 볼 수 있는 것은 아니다. 누구나 보는 원리와 요령을 알면 희미한 손빛이라도 즉석에서 볼 수 있다. 따라서 자신의 손 언저리에서 이글거리고 있는 손빛의 존재를 실제로 확인할 수 있다. 다만 고수로서 손빛이 눈부시게 잘 보인다는 결과물의 신념화가 필요하다.

손빛을 보는 간상세포의 비밀

손빛을 잘 보기 위해 초점을 흐리게 하는 이유는 눈에 있는 망막의 간상세포와 원추세포에서 그 비밀을 찾을 수 있다. 원추세포는 사물을 구별하고 식별하는 데 동원되는 세포조직이고, 간상세포는 주로 희미한 빛을 감지하는 데 동원된다.

망막에서 빛을 감지해 뇌로 전달하는 간상세포의 로듭신 색소는 빛에 아주 민감한 반응을 보인다고 한다. 따라서 간상세포는 아무리 약한 빛이라도 충분히 감지해 낼 수 있으며, 사물의 언저리를 보거나 야간에 사물을 감지할 때 활성화된다고 한다.

천체망원경이 없던 시절 고대의 천문학자들은 간상세포를 활성화시켜서 희미한 별들을 관찰했다고 한다. 그때의 천문도와 광학망원경으로 별들을 관찰한 것이 지금의 천체별자리와 서로 차이가 나지 않는다는 것은 그들이 경험적으로 간상세포를 활성화시키는 요령을 알고 있었으며, 사물을 똑바로 쳐다보지 않고 비껴보는 '주변시(周邊視 averted vision)'를 사용하는 방법을 알고 있었다는 것이다.

이러한 간상세포의 활성법은 의료기공 수련을 할 때 손빛과 인체 주위의 오라장을 감지하는 데 활용된다. 손빛보기 연습은 제3의 눈이라 할 수 있는 간상세포를 활성화시키는 훈련이다. 사자나 호랑이같은 야행성 동물은 야간에 먹이사냥을 할 때 간상세포를 활용하여 대상물을 빛으로 식별한다고 한다.

인간들도 오래전 야행성 시절 먹이경쟁을 할 때 간상세포가 활성화되어 있었다고 한다. 그러다 불을 발견하면서 점차 간상세포의 기능이 위축되어 오늘에 이르게 된 것이다.

손빛보기는 이러한 위축된 간상세포를 활성화시키는 훈련이다. 손빛을 보는 것이 처음에는 낯설기도 하고, 자칫 손빛을 손가락의 잔상(殘像) 정도로 생각할 수도 있다.

그러나 손빛은 손가락의 잔상이 아닌 실재적인 '오라장'으로 존재한다. 잔상은 물체를 뚫어지게 쳐다보다가 물체를 치워버리거나 눈동자를 다른 곳으로 돌렸을 때 그 자리에 흔적의 형상이 잠시 남아 있는 것을 말한다. 따라서 손빛의 존재에 대한 신념화가 손빛보기에서 무엇보다 필요하다.

오라장 보기를 즐겨라

손에서 발산되는 손빛뿐 아니라 눈에 보이는 물질이나 사물은 과학에서 말하듯 모두 오라장의 빛을 발산한다. 먼 산의 산등성이나 건물 위, 나무 주위 등을 감싸고 있는 오라장을 주변시를 통해 누구나 쉽게 볼 수 있다. 사람들 머리 위쪽을 무심히 바라보면 머리 위에 솟아 있는 오라장도 쉽게 볼 수 있다. 그림에 나타나 있는 성인(聖人)들 머리의 후광이 바로 인체를 감싸고 있는 오라장이다.

그러나 몸에 옷을 입고 있는 상태에서는 옷으로부터 발산되는 고유한 빛의 영향 때문에 오라장을 분별하기가 쉽지 않다. 따라서 인체의 전체적인 오라장을 관찰할 때는 주로 머리 위쪽을 보게 되는 것이다.

고수는 사람들을 포함한 모든 사물들의 오라장 보는 것을 습관적으로 즐긴다.

손빛의 실체는 원적외선이다

눈으로 볼 수 있는 가시광선을 흔히 일곱 가지 무지갯빛이라 한다. 그러나 이것이 빛의 전부는 아니다. 가시광선의 보랏빛 너머에 자외선 빛이 있고 빨간빛 너머엔 적외선 빛이 존재하고 있다.

자외선 빛은 파장이 짧아서 피부만 자극시켜 피부에 해를 주지만 적외선 빛은 파장이 길어서 피부 너머 세포 깊숙이 침투하여 분자 너머 원자·전자를 진동시켜 생체활동을 촉진시킨다. 특히 파장이 가장 긴 원적외선은 이미 오래전부터 건강과 직결되는 빛으로 알려져 왔다.

병원에서 사용하는 원적외선 램프나 원적외선이 풍부한 황토방, 숯가마 등은 질병 치유와 예방에 원적외선 빛을 이용하는 대표적인 사례들이다.

원적외선 빛이 세포 너머의 원자·전자에 도달하게 되면 빛에너지가 열에너지로 변하게 되어 기혈순환을 촉진시키고 지각신경에 의해 온기를 느끼게 한다. 몸도 하나의 발열체로서 적외선을 주위 공간에 발산시키고 있다. 이것이 인체를 감싸고 있는 오라장의 본질이다.

고수는 이러한 적외선을 손에 모아서 빛을 증폭시켜 파장이 긴 원적외선으로 손빛 기치료 시술을 하게 되는 것이다.

손빛이 도달하는 양자

몸이 아플 때 제일 먼저 하는 일은 누구나 아픈 부위에 손을 대거나 만지는 일일 것이다. 이처럼 손이 저절로 아픈 부위를 찾아 움직이는 것은 아픈 곳을 치유하기 위해 손이 갖고 있는 치유력이 본능적으로 행동하기 때문이다. 이 같은 본능적인 손동작은 아픈 부위에 치유의 빛을 보내라는 몸속 유전자의 지시 때문이라고 한다. 따라서 사람의 유전자 속에는 누구나 이러한 본능적 치유기술이 입력되어 있다는 것이다.

우리 몸속에 치유의 빛이 도달하는 영역은 세포와 분자 너머에 있는 원자·전자다. 고수의 손빛을 이러한 원자·전자의 진동범위까지 보내게 됨으로써 비로소 성공적인 기치료를 할 수 있게 된다.

현대의학이 질병 치료에서 여러 가지 한계를 보이는 결정적 이유도 원자·전자 직전에 있는 분자까지만 질병 치료의 대상물로 보고 있기 때문이다. 즉 분자생물학이라 하여 분자까지 생물학에 포함하고, 원자·전자 영역부터는 물리학으로 경계를 긋고 있는 것이다.

어떻게 보면 지금의 의학은 아직까지 고전생물학에 머물러 있는 상태이고, 물리학은 현대물리학으로 진보해왔다고 할 수 있다.

그러나 기치료는 고수의 손빛을 분자 너머에 있는 원자·전자 등의 양자(量子) 영역까지 도달시켜 치유를 하게 됨으로써 일종의 양자의학이며, 에너지의학이라 할 수 있다.

손빛을 원자·전자 등 양자에 발공시키면 양자의 미립자는 나선운동을 하는 것으로 알려져 있다. 이것은 빛의 성질이 파동을 띠고 있기 때문이며, 양자가 빛의 직접적인 영향을 받게 된다는 과학적인 증거이기도 하다.

양자물리학에서 빛의 미립자는 사람의 의식에 영향을 받는다고 한다. 고수가 손빛에 집중하면서 어떠한 생각을 떠올리게 되면 그 생각에너지에 따라 빛의 미립자에 영향을 주게 되는 것이다. 따라서 기치료를 통해 의식치료도 가능하게 된다.

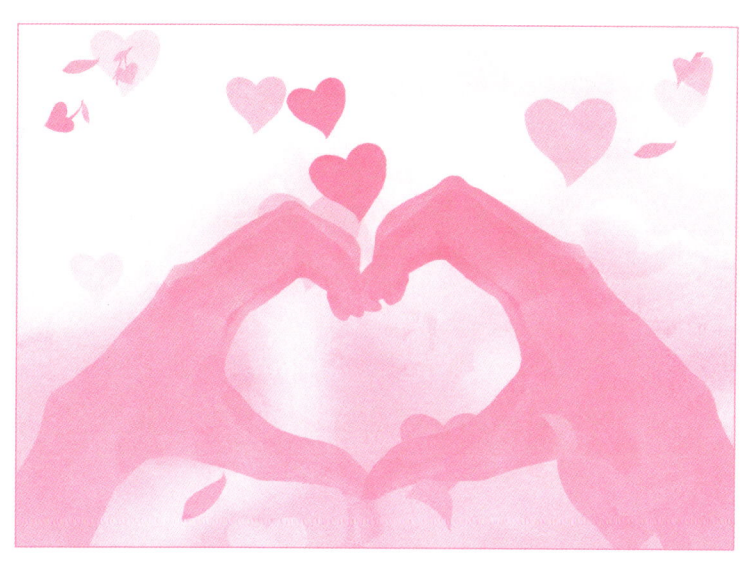

손빛은 기치료의 치유기로 사용되며,
의료기공 원심도 수련을 통해 손빛을 더 강렬하게 만들 수 있다.

"
기의 과학적 원리를 깨우치면 의식에너지는 강력해진다.
의식에너지는 기를 증폭시키는 기의 발전소다.
"

chapter3
과학을 알면 기가 보인다

- 기 바로 알기
- 인체는 과학이다
- 뇌 속에 답이 있다

기 바로 알기

물속에 살면서 물고기는 물을 잊고 살며, 공기 속에 살면서 사람은 공기를 잊고 살아간다. 지금까지 잊고 살아온 기도 만물의 에너지원으로 존재하며, 분명히 우리 몸 안팎에 실재하고 있다.

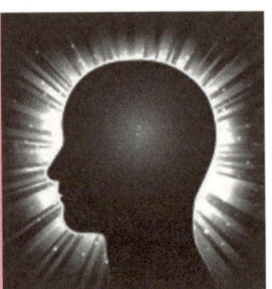

초과학적인 동양의 기

동양사상은 지금의 과학이 무색하게 일찍이 우주 만물을 구성하는 기본요소로서 물질과 생명의 근원을 기(氣)라고 하였으며, 존재하는 모든 것은 기의 취산(聚散), 즉 기가 모이고 흩어지는 데서 만물이 생성하고 소멸된다 하였다. 따라서 이러한 기가 바로 태극을 이루며, 우주와 생명체를 만든 원초적 에너지라 하였다.

또한 동양의학에서 기는 경혈을 통해 들고 나며, 경락을 따라 전신을 돌면서 생명작용을 일으키는 생체에너지라 하였다. 그리고 기공에서는 기를 축기와 운기와 발공의 대상물로 보고 수련을 통해 운기와 축기 등의 능력을 높일 수 있다고 말한다.

동양의 우주관은 "태초에 하늘이 열리고 우주가 숨을 쉬기 시작할 때, 한 점의 작은 빛이 사방천지로 퍼져나가 우주를 채우니 이 빛이 삼라만상을 있게 한 근원적 기운이다."라며 우주창조를 함축적으로 표현하고 있다. 그러나 이것은 현대과학의 우주관인 빅뱅이론과 유사하지만 서양의 우주관보다 훨씬 전에 동양적 우주관으로 정립되어 있었다. 이것이 과학을 초월한 동양의 초과학적인 우주관임을 방증한다.

따라서 우리 몸의 원초적 에너지인 원기는 우주에서 발원된 빛으로부터 왔으며, 실제로 인체의 세포 너머에 존재하는 원자·전자 등은 초신동체의 빛으로 존재한다. 그러나 과학자들은 그 진동이 왜, 어떻게, 어떤 힘에 의하여 진동하는지 명확하게 밝혀내지 못하고 있다. 반면에 동양의 현자들은 일찍이 그 어떤 힘인 원초적 에너지를 '기'라고 명쾌하게 답하고 있다.

동양의 선인들은 기는 바람처럼 사람의 눈에 보이지 않을 뿐 이 순간에도 우주 만물에 끊임없이 살아 움직인다고 하였다. 그래서 가장 고전적인 말 중에 '천기' '양기' '원기' '정기' '호기' '객기' '공기' 등 기의 상태를 나타내는 말들이 철학적, 심리적, 의학적인 의미로 동양사상에 뿌리 깊게 배여있는 것이다. 그러므로 기는 초자연적인 힘은 아니지만 과학을 넘어선 초과학적일 수는 있다. 고수는 기수련으로 빛에너지를 증폭시켜 초월적인 고감도의 치유기[=손빛]를 만들어 기치료 시술을 하게 된다.

보이는 것만이 전부가 아니다

동양의학에서는 경락을 흐르는 생명에너지를 '기(氣)'라 하고, 동양철학에서는 존재하는 모든 것의 근원을 '기'라고 하며, 동양의 심신수련에서는 기를 그 무엇인가를 움직이게 하는 하나의 기운으로 본다. 이와 같이 동양문화 전체에 있어서 기를 빼놓고 논할 수 있는 것이 그리 많지 않다.

우주 공간에 별이 떠있는 기운, 사람이 지구에 붙어 있는 기운, 사람이나 물질이 형체를 이루고 있는 기운, 생명체가 살아가는 데 필요한 에너지 등을 기라 할 수 있다.

그러나 기는 볼 수 있거나 만질 수 있는 형체로 된 것이 아니기 때문에 사람들은 주로 기를 관념적으로 보는 경향이 있다. 하지만 이 세상에는 보이는 것보다 보고 만질 수 없는 물질과 현상들이 더 많이 우주공간을 채우고 있다는 것을 간과해서는 안 된다.

따라서 지금껏 오감에 길들여진 우리의 감각으로 느낄 수 없다고 해서 존재를 무시하거나 부정하는 것은 인간의 오만이며 착각이다. 기는 눈에 잘 보이지 않지만 생명체뿐 아니라 현상계의 모든 물질에 존재하며, 물질의 구조와 모양의 질서를 유지시켜 준다.

우리는 일상에서 '감기(感氣)'와 '기분(氣分)' 등과 같이 누구나 몸과 마음으로 직접 기를 체험하고 있지만 막상 기가 뭐냐고 물어보면 대답은 궁색해진다. 왜냐하면 기를 한 번도 제대로 보고 느껴보지 못했기 때문이다.

기를 쉽게 눈으로 보고 손으로 만질 수 있다면 누구나 그 형상과 느낌을 객관적으로 설명할 수 있겠지만 기수련을 통해서 보고 느껴본 고수들의 주관적인 해석만 있을 뿐이다.

그러나 중력, 전기, 자기, 산소, 수소, 전파, 적외선, 자외선, 기류, 해류 등은 육안으로 볼 수 없지만 과학으로 우리들 주변에 분명히 존재하고 있다. 이상할 정도로 이렇게 에너지의 성질을 띠고 있는 것들은 대부분 딱히 눈으로 볼 수 없는 것이 특징이다.

자석과 같이 밀고 당기는 자기력은 눈에 보이지 않지만 쇠붙이나 나침판에 의해 그 존재를 쉽게 확인할 수 있듯이, 에너지의 일종인 기 또한 육안으로는 잘 볼 수 없지만 기감을 통해서 간단히 그 존재를 확인할 수 있다. 고수의 수준 높은 심안으로 기를 빛으로 볼 수도 있다.

천재 물리학자 아인슈타인도 어릴적 아버지로부터 선물 받은 나침판의 자침이 신기하게 움직이는 것을 보고 '이 세상에는 분명히 눈에 보이지 않는 어떤 힘이 존재한다.'는 것을 굳게 믿고 보이지 않는 에너지 연구에 몰두하여 물리학의 고수가 된 계기를 마련하게 되었다.

수련기와 치유기는 빛이다

과학의 힘을 빌려서 사람이나 사물의 주위를 감싸고 있는 기운을 특수카메라로 촬영하면 빛으로 보인다. 이렇게 물체 주위를 감싸고 있는 빛이 바로 '오라장' 또는 '에너지장'이다. 다시말해 사람이나 식물 등을 특수카메라로 찍게 되면 그 주변에 빛으로 된 오라가 선명하게 나타나는 것을 볼 수 있다. 기가 약한 사람의 오라는 빛이 탁하거나 일그러져 나타나고, 건강한 사람의 오라는 빛이 밝고 고르게 방사된다. 그리고 인기(人氣) 많은 연예인을 '스타(star)'라고 부르는 것도 스타를 감싸고

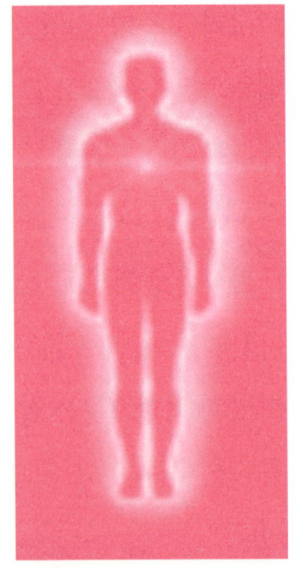

있는 별빛과 같은 오라장의 밝은 빛이 대중들을 열광시키기 때문일 것이다.

동양에서는 일찍이 이러한 빛을 기라 하였고, 인도에서는 프라나로 불렀다. 기가 빛으로 된 '오라'라는 것이 과학의 도구로 밝혀지고, 보통사람들도 기를 빛으로 볼 수 있는 기법을 알게 되면서 기의 실체가 빛이라는 인식에 공감대가 커졌다고 할 수 있다.

우리나라의 저명한 물리학자 소광섭 교수도 2007년 세계가 주목하는 논문을 통해 '기'는 경락을 흐르는 생명정보와 빛에너지이며, 신경은 전기로 신호전달을 하고 경락은 빛을 통해 신호를 전달하는 것이다. 그리고 기가 흐르는 경락은 몸 안의 '광통신 네트워크'로 볼 수 있다."고 발표하였다.

그리고 기수련에 의해서 니디니는 수련기의 결과물과 기치료에 있어서 치유기의 결과물도 빛이라는 것을 고수들은 기수련과 기치료를 통해서 다 같이 공감하는 부분이다.

따라서 고수는 수련기와 치유기를 빛으로 인식하고 인체 내외의 기를 빛으로 식별하며 빛으로 환자를 치료하고 있다. 또한 고수가 단기간에 쉽게 기치료 능력을 습득할 수 있는 것도 수련기의 결과물인 빛으로 인식하고 수련하기 때문이다.

기분을 알면 건강도 보인다

기분(氣分)이란 말은 몸에 기가 어떻게 나눠져 있느냐를 뜻한다. 따라서 일상에서 흔히들 많이 쓰고 있는 "기분 좋다."는 말은 기가 온몸에 잘 나눠져 있는 상태를 의미하고, "기분 나쁘다."는 말은 반대로 기가 잘 나눠져 있지 않다는 뜻이다. 다시말해 온몸에 기가 잘 돌아서 골고루 나눠지면 기분이 좋은 것이고, 기가 잘 돌지 않고 어느 한 곳에 정체되어 있으면 기분이 나쁘다는 것이다.

아침 잠자리에서 눈을 떴을 때 자신의 기분상태를 보고 몸의 기 흐름을 스스로 체크할 수 있다. 만약 기분 나쁜 상태가 며칠째 계속되고 있다면 기의 흐름에 문제가 있을 수 있으므로 자신의 몸을 살펴볼 필요가 있다.

의료기공에서는 기가 한쪽으로 몰려 있으면 '실(實)하다', 기가 어느 한쪽이 부족하면 '허(虛)하다'라고 말한다. 따라서 이러한 기의 부조화 상태인 실증과 허증을 모두 병으로 본다. 예를 들어 화가 났을 때 우리 몸의 기운은 머리 쪽으로 몰리게 되고[實], 상대적으로 하체 쪽의 기운은 약해진다[虛]. 동시에 오장육부의 간에서 문제를 일으킨다. 그래서 화를 자주 내면 간이 나빠지게 되고 더불어 기분도 나빠진다.

반대로 공포를 느꼈을 때는 기운이 다리로 몰리면서 도망갈 준비를 하고, 얼굴은 창백해지며, 신장을 다치게 한다. 이것 또한 기분 나쁜 상태다.

그리고 기분이 좋아지게 하는 만병통치약 웃음은 온몸에 기를 잘 돌게 하여 기를 골고루 나눠주는 기분 좋은 보약이다.

인체는 과학이다

과학적인 관점에서 내 몸을 사용하고 몸의 실체를 이해하게 되면 기수련과 기치료를 보다 효율적이고 효과적으로 실현시킬 수 있다.

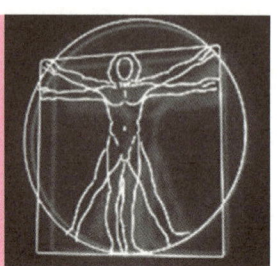

고수의 분위기

'분위기 좋다.'고 할 때 분위기(雰圍氣)의 사전적 의미는 '지구를 둘러싸고 있는 대기' 또는 '사람이나 사물의 주위를 감싸고 있는 어떠한 기운'을 뜻한다.

물리학자 아인슈타인은 "모든 물체의 일정한 주변공간은 공기의 분자구조가 다르다."고 말하며 분위기의 실체를 과학적으로 실증하고 있다. 즉, 모든 사물의 주변공간은 에너지장이 감싸고 있으며, 에너지장의 공기분자구조와 에너지장 너머의 공기분자구조가 서로 다르다는 것인데, 그것이 분위기의 과학적 실체가 된다. 이러한 분위기의 실체를 빛으로 된 '에너지장' 또는 '오라장'이라 부르고 기공에서는 이것을 '기장(氣場)'이라 한다.

예수나 붓다의 후광이 곧 높은 수준의 분위기를 나타내는 빛이다. 고수 또한 몸을 감싸고 있는 빛이 밝고 두터워서 분위기의 수준이 높게 나타나며, 빛깔은 수련의 정도와 공력에 따라 푸른색, 붉은색, 보라색을 띠기도 한다.

과학자들은 에너지로 된 물체의 뒤편에는 '정보장'이 존재하고 있으며, 이 보이지 않는 정보장이 바로 물체를 통제하고 무형의 에너지를 유형의 물체로 보이게 하는 '에너지장'이라 말한다.

아인슈타인과 공동연구 활동을 했던 미국의 물리학자 데이비드 봄 역시 그의 저서 〈양자이론〉에서 우주의 허공은 텅 비어있는 무(無)의 상태가 아닌 '정보장'으로 꽉 차 있다고 하였다. 그리고 세상에 존재하는 모든 물질의 겉에는 '드러난 질서'가 있고, 또한 그 속에는 '숨은 질서'가 있으며, 그 숨은 질서가 바로 정보장 또는 에너지장이라 했다.

또한 미국의 저명한 물리생물학자 글렌 라인은 〈양자생물학〉에서 인체의 이면에는 인체장 또는 에너지장, 오라장이 있다고 하였다. 그리고 인체를 구성하고 있는 장기·세포·분자·원자·전자·중성자·양성자·쿼크 등의 이면에도 각각의 에너지장이 '형태장'으로 이들을 에워싸고 있다고 하였다.

그리고 생물학자 러퍼트 셸드레이크는 눈에 보이지 않는 자장이 자석을 둘러싸고 있듯이 생물체 역시 조직과 개체를 감싸고 있는 어떤 '생명의 장'을 가지고 있다고 하였다. 그것이 바로 형태장이라는 에너지장이다. 형태장은 우리 눈에 보이지는 않지만 모든 생물체에 작용하여 그들의 성장을 조절하고 모양새를 결정한다고 하였다. 따라서 어떠한 물질이나 개체든 그 주변의 일정한 공간엔 에너지장이 존재하고 있다는 것을 금세기의 저명한 물리학자들이 입을 모아 주장하고 있다.

이것은 뭘 말하는 것인가? 분명히 보이지 않는 그 무언가가 우리의 몸을 보호하고 조절하는 역할을 하고 있다는 것이다.

고수들은 제3의 눈으로 이미 분위기를 오라장의 빛으로 알아차리고 있으며, 기수련과 기치료에 실제적으로 빛을 이용한다. 따라서 고수는 시술을 할 때 환자의 몸을 대상으로 하지 않고 몸을 감싸고 있는 오라장을 치료하게 되는 것이다.

빛을 집중해서 바라보면 강력한 물질이 된다

빛은 '입자'와 '파동'의 두 가지 성질을 동시에 가진 이중성을 띠고 있다고 한다. 어떤 때는 입자로 어떤 때는 파동으로 존재하며, 보통 땐 파동으로 있지만 관찰자가 빛을 바라보면 입자와 파동으로 동시에 존재하며 물질화된다고 과학에서 증명하고 있다. 물질이 에너지라는 것도 역시 과학이 증명하고 있다.

고수는 단전의 빛, 오라장의 빛, 손빛 바라보기에 집중한다. 빛을 물질화시켜 기감을 높이기 위함이다. 수련자들이 단전에 축기한다는 것은 빛을 물질화시킨 결과와 다르지 않다.

육체를 감싸고 있는 에너지장 또는 오라장을 바라보기만 해도 물질화하여 준육체가 된다는 것이 얼마나 신나고 경이로운 일인가? 고수는 이러한 준육체의 손빛으로 자신과 환자를 서로 연결시켜 공명장을 만들어 기치료 시술을 한다.

우리 몸은 우주의 파동과 공명하며 춤을 춘다

우리 몸속에는 빛이 춤추듯 파동치고 있으며, 그 파동의 물결은 몸 외부의 우주공간으로 끝없이 확장되어나간다. 우리 몸의 파동은 우주의 파동과 서로 만나 공명의 춤을 추고 싶어 한다.

우리 몸 각 세포마다에는 홀로그램 법칙에 따라 우주 전체가 담겨져 있다고 한다. 우주는 하나의 거대한 거미줄 망으로 연결되어 서로

에게 영향을 끼치게 되며 심지어 사과 하나가 나무에서 떨어져도 우주 전체가 '쿵~'하고 진동하게 된다는 것이다. 그리고 땅에 떨어진 작은 씨앗을 하나 발아시키는 데도 우주 전체의 에너지원들이 간섭하며 우주의 모든 구성원들이 총동원되어 씨앗의 원자를 진동시켜서 싹을 발아시키게 된다는 것이다.

따라서 각각의 우주 구성원들은 아무리 작은 현상일지라도 우주 전체에 영향을 주고받게 되며, 머릿속에 어떠한 생각만 하나 떠올려도 약 24W의 전류가 흐르며, 그 생각의 에너지가 다른 이들에게 좋든 나쁘든 영향을 줄 수 있다는 것이다. 우리가 무심코 내뱉은 말 한마디도 진동의 파장으로 전해져서 어떤 형태로든 상대에게 영향을 끼치게 된다는 것을 기억해야 할 것이다.

북경에서 펄럭인 나비의 날갯짓이 미국에선 허리케인으로 다가올 수 있다는 '카오스 이론'을 한 번 떠올려 보자. 아무리 하찮은 나비의 날갯짓도 나비와 공명장으로 연결되어 있는 우주의 다른 존재들에게 파장을 일으키게 된다. 그 영향으로 존재하는 모든 것들이 꿈틀거리기 시작하면서 나비의 날갯짓이 점차 강력한 허리케인으로 돌변할 수 있다는 이론이다.

따라서 기를 공부하고 기를 제대로 이해하게 되면 그때부터 모든 행동이 우주의 공명장에 영향을 주게 된다는 것을 각성하게 되고, 자신도 우주의 일원으로서 다중적인 책임감을 공유하게 된다는 것을 인식하게 된다. 즉 무심코 걷어찬 돌멩이 하나가 전 우주에 영향을 주게 된다는 우주 공명론을 깨닫게 되는 것이다.

고수가 우주의 빛과 연결된 손빛으로 환자를 치료하게 되는 원리도 바로 이런 공명장이론을 따른다. 따라서 우주만물은 완전히 각각의 독립된 것들이 아니라 원자에서 은하계까지 서로 파동으로 연결된 공동체라는 것을 새롭게 인식해야 한다. 이러한 우주의 공동체들은 공명의 춤을 추며 서로 끊임없이 영향을 주고받게 되는 것이다.

몸의 본질은 텅빈 공간이다

인간을 포함한 모든 물질의 최소 단위를 '원자'라고 했을 때, 원자핵과 전자로 이뤄진 원자의 구조는 어떤 모습으로 짐작할 수 있을까? 물리학자들은 원자구조에 대한 재미있는 비유를 한다.

축구장 전체를 원자라고 했을 때, 축구장 한가운데 공 한 개가 놓여있고 축구장 주위를 개미 한 마리가 돌고 있다고 가정하면 축구공이 원자핵이고 개미가 전자라는 것이다.

따라서 원자의 모습은 99% 이상이 텅 빈 공간으로 이뤄져 있으며 그 공간은 빛의 속도로 진동하는 것이라 한다. 결국 원자의 본질은 진동으로 된 텅 빈 공간이며 광물이든 생물이든 어떤 물질을 끝까지 미분시키게 되면 마지막에는 원자보다 수억 배나 작은 진동으로 된 미립자만 남게 된다는 것이다.

불교에서 말하는 '색즉시공(色卽是空), 공즉시색(空卽是色)'의 물질관은 수행의 가르침을 넘어 물질의 본질을 함축적으로 잘 설명해 준다고 할 수 있다. 즉, "보이는 것은 사실 텅 비어 있는 것이요, 비어 있는 것이 곧 보이는 것과 같다."는 뜻으로 해석되는 형이상학적 불교의 물질관과 형이하학적 과학의 물질관이 서로 다르지 않다는 것에 종교를 초월해서 경이로울 따름이다.

뇌 속에 답이 있다

뇌를 100% 사용하면 뇌는 황금빛으로 변한다고 한다. 창조적이고 집중적인 뇌 활용은 뇌를 100% 작동시키며 황금빛의 초월적 에너지를 만들어낸다.

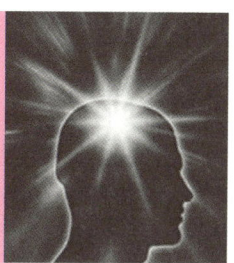

우주와 닮은 우리의 뇌

우주와 우리의 뇌는 서로 닮은꼴이다. 뇌 과학자들은 머릿속 우주인 뇌를 알면 우주의 무한한 에너지를 활용할 수 있는 길이 열린다고 한다. 그래서 뇌를 우주의 창(窓)이라 부른다.

미국 캘리포니아 공대의 커시빙크 박사는 인간의 뇌 속에는 우주 행성들의 내부와 같이 많은 '자석광'이 들어있어 마그네틱의 메모리 작용을 하며, 우주의 모든 정보를 기억하고 자기장을 감지할 수 있는 능력이 있다고 한다. 그리고 기러기나 철새들의 머릿속에도 자석물질이 밀집되어 있어서 지구의 자기장을 효율적으로 기억하고 감지하며 장거리를 차질 없이 이동하게 된다고 한다.

인간의 뇌는 두개골의 보호 속에 있다. 뇌의 가장자리는 액체로 된 뇌척수로 둘러싸여 있어 뇌가 물속에 떠있는 형태를 이루고 있다. 그래서 뇌척수는 외부로부터 뇌의 물리적 충격을 완화시켜 주는 완충역할을 하게 된다. 이것은 마치 지구가 대기권과 오존층에 의해 우주에서 오는 유해물질이나 소행성으로부터 보호받는 것과 흡사하다.

사람의 뇌가 둥글고 하늘과 맞닿아 있는 것은 뇌가 둥근 우주를 닮았기 때문이며, 뇌의 비밀을 완전하게 알 수 있는 그때쯤에는 우주의 신비도 함께 베일을 벗게 될지도 모른다.

동양의 기수련 고수들은 일찍이 그 이치를 깨닫고 머리 정수리 부위의 백회와 우주의 소용돌이와 닮은 가마를 통해 우주에너지인 천기를 받아들이는 수공법을 익혀왔던 것이다. 수공법의 핵심적인 역할을 간뇌에 속하는 송과체가 하고 있다. 의료기공에서 송과체는 우주의 에너지를 받아들이는 안테나 작용을 한다고 하여 고수는 송과체의 수공법을 기수련과 기치료에 적절하게 이용하고 있다.

뇌는 진동에 민감하다

의식적이든 무의식적이든 신체기능의 모든 움직임은 뇌에서 지시하고 조율한다. 그리고 뇌는 진동에 아주 민감하다. 물론 뇌 자체가 진동체로서 알파파, 베타파, 세타파, 델타파, 감마파 등의 뇌파를 발산시키고 있다. 이러한 뇌파는 감정과 신체 내·외부 진동의 소리에 영향을 받아 각각 다르게 발산된다.

특히 뇌파에 가장 크게 영향을 미치는 진동은 심장에서 일어나는 박동소리다. 몸에서 가장 큰 소리를 내는 심장소리는 손과 발에서 맥박으로 잡힐 정도로 우렁찬 소리를 낸다. 따라서 심장박동이 안정되면 뇌도 당연히 안정될 수밖에 없다. 심장박동이 스스로 안정되기 어려울 때에는 '호~' 소리호흡을 가늘고 부드럽게 내쉼으로써 심장박동을 소리와 호흡에 동조시켜서 심장과 뇌파를 다 같이 안정시킬 수 있다.

의료기공에 있어서 '호~' 소리호흡은 뇌파를 안정시켜서 치유진동인 알파파 상태를 만드는 데 있다.

그리고 하나의 생각에 집중하는 지감(止感)수련은 우리 뇌의 인식작용의 범위가 줄어들고 에너지 소비가 줄어들기 때문에 뇌는 안정되며 역시 알파파를 발산시킨다.

고수들이 기수련이나 기치료에서 손빛에 집중하는 것 역시 알파파 상태를 유지하기 위해 뇌파의 진동원리에 따르는 것이다.

고수의 손을 환부에 올려놓으면 즉각적으로 손빛에서 알파파가 방출되고 환자는 기수면 상태로 들어가서 기치료가 성공적으로 이뤄지게 된다.

대뇌는 생각하고 간뇌는 생각을 실행한다

인간은 다른 동물에 비해 생각을 주관하는 대뇌가 크고 잘 발달되어 있어서 '생각하는 동물'이라 한다. 그것은 인간을 가장 인간답게 하는 대뇌의 생각기능 때문이다. 대뇌는 오감을 통해 입력된 여러 가지 정보를 조합하여 다양한 생각을 만들어낸다.

그러나 하나의 집중된 생각은 에너지를 만들고 대뇌에 휴식을 주지만 복잡하고 많은 생각은 오히려 대뇌를 스트레스 상태로 만든다. 이러한 스트레스 상태의 대뇌에 휴식을 주는 것이 참선이고 명상이다.

하나의 생각에 이완된 집중을 하면 의식이 변성되면서 무의식상태가 된다. 이때 대뇌의 불은 꺼지고 대뇌는 휴식에 들어가게 된다. 그리고 무의식 상태의 간뇌모드로 바뀌면서 간뇌의식에 불이 켜지게 된다. 그때부터 간뇌가 활성화되면서 창의력이 높아지고 생명력은 왕성해진다.

그리고 이완된 집중으로 하나의 생각을 반복하게 되면 간뇌에서 생각을 물질화시켜 어느 순간 초월적인 능력을 발휘하면서 제2의 천성을 만들게 된다.

이러한 간뇌는 원하는 생각을 있는 그대로 실행한다고 하여 정직한 본능적인 뇌로 통하고, 하나의 생각과 동작을 반복하면 간뇌에서 새로운 천성이 만들어진다고 하여 천성적인 뇌로 부르기도 한다. 또한 간뇌는 놀랍게도 상상과 실제를 구분하지 못한다. 따라서 가상의 이미지를 반복해서 떠올리게 되면 간뇌는 실제로 경험한 것과 같은 신호로 알고 사실과 같은 반응을 나타낸다.

고수는 이러한 대뇌와 간뇌의 메커니즘에 따라 반복된 생각으로 이미지를 물질화시켜 강력한 손빛 치유기를 만들어 기치료의 수준을 고도로 높이게 된다.

그리고 생각은 자력이라는 에너지를 통하여 움직이게 되는데 자력은 몸 왼쪽으로 들어오고 오른쪽으로 나가는 성질이 있다고 한다. 이러한 원리를 고수들은 왼손으로 수공하여 오른손으로 발공하는 좌양우음(左陽右陰) 기치료법에 응용한다.

간뇌의 잠재능력을 깨워라

의료기공에서는 사람의 뇌를 해부학적으로는 대뇌(大腦)와 간뇌(間腦), 정신적으로는 대뇌의식과 간뇌의식으로 구분한다. 대뇌의식은 의식세계로서 인간의 영역이고, 간뇌의식은 무의식세계로서 신(神)의 영역으로 비교할 수 있다.

예를 들어 눈앞에 갑자기 돌멩이가 날아왔을 때 무의식적으로 눈을 감고 몸을 피하는 것은 대뇌의식이 아닌 신이 지배하는 간뇌의식이 무의식적으로 작동하기 때문이다. 따라서 우리 몸에 신이 존재한다면 무의식을 두고 하는 말일 것이다. 다시 말해 신은 의식적으로 생각하고 움직이는 것이 아니라 무의식적으로 생각 없이 움직이게 된다는 것이다.

간뇌의식이 지배하는 무의식세계는 잠재의식이 자리하고 있으며, 반복된 말과 동작을 통해 간뇌를 활성화시키면 잠자는 잠재능력을 깨울 수 있다. 따라서 고수는 잠재의식을 가진 간뇌의 역할을 중시하고, 간뇌의식이 주관하는 잠재의식을 활성화시켜 기치료의 수준을 높이게 된다.

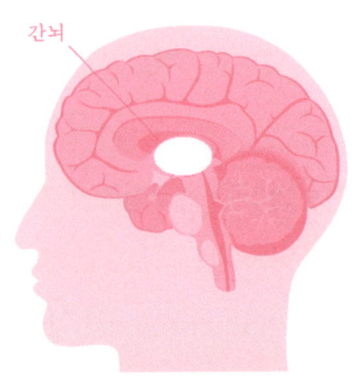

그리고 간뇌는 두뇌의 정중앙에 달걀노른자 모양의 크기로 자리하고 있으며, 생명과 직결된 선천의 기운을 간직하고 있으므로 충격이나 작은 상처에도 곧바로 생명력을 잃게 된다. 그래서 대뇌는 내·외과적 수술이나 약물치료가 가능하지만 간뇌는 접근 자체가 불가능하다. 그래서 간뇌를 '생명의 관리자'라고 한다. 생명의 중추로서, 인체의 항상성 조절기관인 자율신경계, 내분비계, 면역계, 경락계 등을 주관하며 생명활동과 직결된다.

따라서 인간의 생명활동에 필요한 모든 정보들은 선천적으로 간뇌에 입력된다. 사람의 생명활동에 필요한 어떠한 행동과 기능들은 학습을 통해 실행되는 것이 아니다. 숨쉬고, 먹고, 배설하고, 울고, 웃고, 잠자고, 심장이 뛰고, 면역계가 알아서 작동하는 것 등은 태어나서 배우지 않아도 누구나 선천적인 간뇌의식에 의해 실행된다.

인간의 약손이라는 치유능력도 생명활동의 하나로 간뇌의식에 입력되어 있다. 의료기공을 통해 간뇌 속에 잠자는 잠재능력을 깨우게 되면 약손의 치유능력이 활성화되어 기치료 고수가 된다.

간뇌의 활용법

어떠한 생각을 간뇌에 입력하면 간뇌는 묻지도 따지지도 않고 그대로 실행하는 착한 뇌로 알려져 있다. 진짜와 가짜를 구별하지도 못하고 분별력도 없다. 예를 들어 무더운 날씨에 시원하다고 생각하면 간뇌는 진짜 시원한 것으로 알고 실제로 더위를 쫓아내는 역할을 한다. 우리 몸에 실제로 이런 초능력 기능이 있다는 사실을 대부분의 사람들은 잘 모르고 있다. 단, 얼마나 생각을 집중하고 진정성 있는 의식을 유지하느냐가 실행의 관건이다. 따라서 하나의 생각에 정신을 집중하고 신념화하면 결국엔 간뇌의 잠재의식이 작동되어 원하는 것을 이루게 된다.

고수들은 잠자는 잠재능력을 깨워서 기수련과 기치료의 수준을 높이는 간뇌의 작동법을 알고 있다.

어떠한 말과 생각을 백지상태에 글을 쓰듯 간뇌에 반복 입력하면 자기 서약(誓約)이 되어 잠재의식을 작동시켜서 원하는 것을 만들어 낸다. 그리고 간뇌는 '서술형'과 '진행형'보다 '완료형'을 더 좋아한다. 예를 들어 '나는 기치료 고수가 된다.'[서술형], '나는 기치료 고수가 되고 있다.'[진행형] 보다 '나는 기치료 고수다.'[완료형]의 완성된 결과물을 간뇌는 더 잘 받아들인다. 따라서 앞장에서 설명한 고수가 되는 지름길은 간뇌의 작동원리에 따라 이미 고수들이 하고 있는 완성된 결과물로 기수련과 기치료를 하면 된다.

이와 같이 간뇌를 향해 어떠한 생각과 현상의 결과물을 반복입력하면 무엇이든 자신이 원하는 것을 이뤄낼 수 있다. 이러한 간뇌의 작동법을 추호도 의심 없이 신념화시켜야 비로소 간뇌의 잠재의식이 움직이기 시작한다.

결과적으로 의료기공의 반복된 수련은 간뇌에 입력되어 잠재의식의 도움을 받아 초월적인 기치료 능력을 발휘하는 원동력이 되는 것이다.

대뇌의 휴식은 간뇌의 생명활동을 촉진시킨다

명상이나 묵상 등으로 대뇌에 휴식을 주면 간뇌의 생명활동은 왕성해진다. 과중한 작업으로 과부하에 걸린 대뇌의 휴식시간 동안에는 상대적으로 간뇌가 활성화된다. 활력이 생긴 간뇌는 자율신경계와 내분비계의 항상성을 조절하여 인체의 면역력과 생명력을 키우게 된다. 특히 자율신경 중 부교감신경을 항진시켜, 인체의 면역력을 좌우하는 백혈구의 임파구 수급을 조절하게 된다.

인도의 요가 수련법 중 제5단계에 해당되는 제감법(制感法 프라티아하라pratyahara)에서도 선천적 중추기능을 가진 간뇌와 후천적 중추인 대뇌 중에서 생명활동을 지배하는 간뇌를 활성화시키는 데 중점을 두고 있다. 이것은 인간의 감각기관인 오관과 생각을 대뇌로부터 차단하고 간뇌의식이 주체가 되어 심신의 휴식을 얻고자 하는 수련법으로 알려져 있다.

제3의 뇌, 복뇌의 대발견

우리 몸에는 뇌가 두 개 존재한다. 하나는 머리에 있는 두뇌, 다른 하나는 복부에 있는 복뇌다. 이 둘은 서로 상생상극 관계에 있다. 배가 부를 때는 머리 회전이 잘 안 되고, 머리로 생각을 많이 하면 소화가 잘 안 되는 것은 두뇌와 복뇌가 서로 상극관계에 있기 때문이다. 그러나 유사시에 두뇌의 중추신경이 복부 쪽 소화기관으로 신경전달이 차단될 때는 두뇌를 대신해서 복뇌가 활동하는 상생의 관계에 있기도 하다. 복뇌는 대뇌처럼 '생각' 기능은 없고 '저장'하고 '실행'하는 기능만 있으므로 대뇌보다 간뇌에 가깝다.

의료기공에서는 단전을 복뇌 속의 간뇌라 하여 기발전소, 기저수지라 부른다. 따라서 단전 부위를 자극하게 되면 축기와 운기가 활성화되면서 생명력을 높일 수 있다.

뇌 과학자들은 복뇌의 발견을 콜럼버스의 신대륙 발견에 버금가는 역사적인 대발견이라 말한다. 대부분이 미개척지로 남아 있는 두뇌의 세계를 복뇌의 창을 통해 들여다 볼 수 있다는 가능성 때문이다. 특히 공룡, 기린, 닭 같은 목이 긴 동물에서 복뇌의 왕성한 활동이 발견된다고 한다. 닭의 경우 목이 잘려도 내장에 있는 복뇌의 힘으로 한동안 뛰어다니며 살아 움직이게 된다는 것이다.

인간에게 있어서 복뇌의 영역은 배꼽 뒤에 있는 소장, 십이지장, 대장, 췌장을 포함하고 있다. 이들 장기에서는 두뇌에서 나오는 32가지 신경물질들이 똑같이 분비되며 자율신경이 가장 많이 밀집되어 있어 '태양신경총'이라 부르기도 한다. 특히 소장에는 약 일억 개의 신경세포가 모여 있어, 소장의 신경세포는 척추 속의 신경세포 수와 거의 같다고 한다. 여기에 췌장, 십이지장, 대장 속의 신경세포를 더하면 척추의 신경세포보다 복뇌 계통의 신경세포가 훨씬 더 많다는 것이다.

따라서 복뇌는 거대한 화학물질 창고로서 그 안에는 두뇌에서 발견되는 신경전달물질의 모든 종류가 다 갖추어져 있다는 것이다. 그리고 우리 몸을 지탱시키는 중요물질인 효소가 십이지장, 소장 등에서 60% 이상 분비되고 있어서 복뇌를 '생명의 보고'라 부른다.

복뇌의 새로운 통치질서

두뇌 속 간뇌는 인체 조직의 우두머리다. 그리고 우두머리 간뇌의 명령은 곧 생명활동과 직결된다. 그러나 소화기관의 맨 위에 있는 위 (胃)까지는 우두머리의 지시가 먹혀들지만 아래로 내려갈수록 우두머리인 간뇌의 권위는 점점 약해져서 복뇌에 의한 새로운 질서가 형성된다는 것이다. 즉 제3의 뇌라고 부르는 복뇌에 의한 또 다른 지휘체계가 만들어지게 되는 것이다.

다시 말해 입속에서 식도 부위까지는 간뇌의 절대적인 명령에 따르지만 그 이하의 식도 하부에서부터는 복뇌의 영향력이 미치기 시작하게 된다는 것이다. 복뇌는 음식의 소화, 흡수를 담당할 뿐만 아니라 그 과정에서 생긴 탁기도 처리한다. 간뇌의 지시가 없어도 복뇌에 의해 충분히 그 임무를 수행하게 되는 것이다. 그리고 무엇보다 중요한 것은 복뇌는 에너지와 치유에 관계되는 것만 기억하고 저장시킨다고 한다.

따라서 곡기와 내공의 축기에 복뇌는 적극 관여하게 되며, 고수는 복뇌가 활성화되어 의식에너지와 치유에너지가 강력하다.

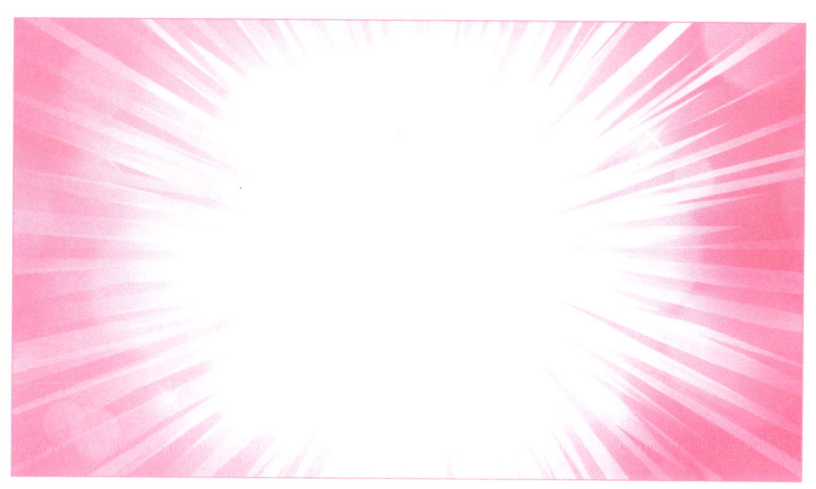

동양에서는 일찍이 빛을 '기'라 하였고,
기가 빛으로 된 '오라'라는 것이 과학의 도구로 밝혀지고 있다.

> 시작이 반이다. 나머지 반은 열정이다.
> 기수련으로 내 몸의 의사 손빛을 깨워라.

chapter4
고수의 기수련

- 의료기공 원심도
- 원심도 수련원리
- 실전 원심도 공법

의료기공 원심도

원심도는 고수들의 의료기공 수련법이다. 원심도는 기공수련의 결과물인 빛으로 수련하며 운기, 축기와 발공력을 획기적으로 높이는 실전적인 수련법이다.

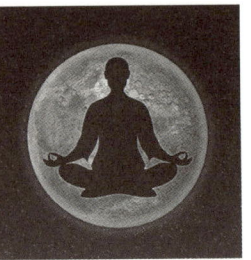

의료기공이란?

만물에 작용하는 근원적 에너지인 기(氣)와 정성을 다해 수련하고 치유한다는 뜻인 공(功)의 개념이 합쳐진 것이 기공이다. 기공의 또 다른 의미는 기는 기운, 공은 의식을 뜻하므로 의식을 집중해서 기를 모으고 몸동작을 하는 것이 기공이다.

따라서 이러한 기공을 치유의 목적으로 수련하고 사용하는 것이 '의료기공'이며 단순히 건강을 목적으로 수련하는 '보건기공'과 파괴적인 기운을 사용하는 '무술기공'과는 차별화된다.

의료기공을 구성하는 양 축은 '기치료'와 '기수련'이며, 둘 다 사람을 살리는 활인(活人)의 개념으로 의료기공의 핵심요소가 된다. 따라서 기치료는 '손빛', 기수련은 '원심도'를 통해 각각 활인치유의 목적을 실현하며, 이 둘을 합쳐서 의료기공을 완성한다.

원심도란 무엇인가?

원심도(圓心道)는 단순히 건강을 위한 단전호흡이나 기체조 같은 일반적인 수련이 아니다. 기치료를 통해 나를 치유하고 남을 치료하기 위해 전수되는 고수들의 특별한 의료기공 수련이다.

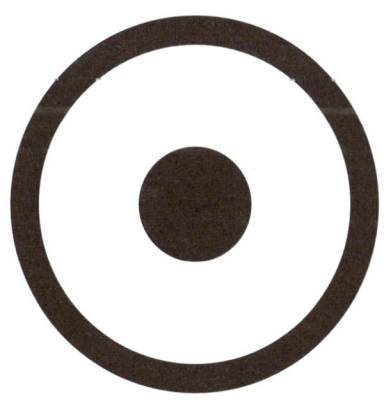

원심도는 '나는 우주의 중심이다.'라는 우주중심사상을 바탕으로 기수련의 결과물인 빛을 통해 자신의 몸과 마음을 치유하고 기치료

능력을 체득하는 순수한 의료기공이다.

원심도에서 원(圓)은 나를 포함한 우주 전체를 나타내며 원심(圓心)은 우주의 중심이며 내 몸의 중심[丹]을 의미한다.

이러한 원리는 "물체의 전체 질량은 중심으로 집중한다."는 과학의 중심이론에 따라 우주 중심의 '나'를 의념함으로써 우주 전체의 에너지를 '나'를 향해 집중시킬 수 있다는 데서 비롯되었다.

원심도는 정공과 동공수련을 통해 축기, 운기법과 발공력을 높여서 기치료 능력을 습득하는 데 수련의 목적을 둔다.

그리고 정신과 신체기능을 조절함으로써 몸과 마음의 건강을 회복하고 증진시킬 수 있는 심신수련법이다. 또한 원심도는 근골격계, 심혈관계, 소화기계, 호흡기계, 내분비계, 자율신경계, 면역계, 정신신경계 등을 치유하고 사람을 살리는 활인수련법이다.

원심도는 우주의 빛과 파동을 기본원리로 하여 원운동에서 발생하는 원심력(遠心力), 구심력(求心力), 관성력(慣性力) 등이 수련의 핵심을 이루며, 우주의 빛을 몸의 중심으로 집중시켜 원심불과 손빛의 수공력과 발공력을 극대화시키는 의료기공 전문 수련법이다.

원심도는 방송공, 원심공, 참장공, 연기공, 운기공, 용천공, 대주천공, 외단공, 내단공, 태극공, 음양공 등의 수련법으로 이뤄져 있다. 그리고 원심도 수련은 초급과정, 중급과정 등의 기본기와 단계별 과정을 거치지 않고 고수의 수련법인 빛수련으로, 단기간에 기치료 능력을 습득하여 즉각적으로 기치료가 실현될 수 있도록 하는 고급과정의 기수련법이다.

원심도 수련의 특징

원심도는 빛수련을 통해 누구나 쉽게 축기와 운기, 기치료 능력을 체득하는 기수련의 새로운 세계를 보여준다.

  오랜 시간 기수련을 통해 나타나는 축기, 운기, 발공의 결과물은 빛이다. 따라서 원심도 수련은 단전호흡, 명상, 일반적인 기감수련 등의 초급과정, 중급과정 등의 단계별 수련을 거치지 않고 고수들의 기수련 결과물인 빛을 도구로 하여 난박수련을 하게 되면 기수련은 일취월장하게 된다.

  원심도는 수련의 원리와 방법에 있어서도 실제적이고 체계적이며 자연에 순응하는 수련법으로 누구나 쉽게 이해하고 수련할 수 있도록 구성되어 있다.

  원심도는 빛수련이 핵심원리이지만 기본적으로 뼈의 균형을 바로잡고 내근과 역근을 움직여서 에너지의 흐름을 획기적으로 좋아지게 하는 것이 수련의 특징이다.

원심도는 강도 높게 근육을 긴장시키거나 정체시키는 수련이 아니라 관절과 근육을 자연스럽고 부드럽게 이완시켜 기가 잘 통하도록 몸을 안정되고 유연하게 하는 수련법이다.

대부분의 사람들은 매일매일 똑같은 근육만을 사용하는 데 익숙해져 있다. 그러나 원심도 수련은 평소에 사용하지 않은 숨겨진 역근을 움직여서 막힌 혈도를 열고, 기를 잘 통하게 하는 특별함이 있다.

따라서 원심도는 몸을 이완시키고 내근과 역근 강화와 관절의 유연성을 동시에 달성함으로써 가장 이상적인 운기상태를 유지한다. 그리고 원심도의 모든 동작들은 빛을 수련의 도구로 사용함으로써 오랜 수련과 고통스런 수련 없이도 고수의 꿈이 실현될 수 있도록 이끌어 준다.

원심도의 모든 것은 빛이다

기수련을 제대로 해서 축기와 운기법을 체득한 고수들은 하나같이 기를 빛으로 보고 느낀다고 서슴없이 말한다. 그것은 기의 궁극은 빛이기 때문이다. 원심도는 처음부터 기를 빛으로 인식하고 수련한다. 즉 기수련의 결과물인 빛을 수련의 도구로 이용하는 것이 원심도 수련의 핵심이다. 고수들이 수련기와 치유기로 사용하는 빛으로 수련을 하게 되면 누구나 쉽고 빠르게 기치료 능력을 습득할 수 있다.

그러나 빛이 아닌 기로써 10년, 20년 수련해도 기대에 미치지 못하고 실패하는 결정적 이유는 기를 무형으로, 관념적으로 인식하고 수련하기 때문이다. 처음부터 기를 유형으로 가시화시켜 빛수련을 하게 되면 누구나 쉽고 빠르게 기치료 고수가 될 수 있다.

수행 중인 스님들도 마음수련이 쉽지 않다고 하는 이유가 보이지 않는 마음을 붙잡고 수행하기 때문이다. 마음을 내려놓고 빛수행을 권하면 득도의 길은 멀지않게 느껴진다고 한다. 왜냐하면 몸과 마음의 궁극이 빛이기 때문이다.

고수의 길을 가고자 하는 일반인들도 기를 유형으로 가시화시켜 빛수련을 하게 되면 고수들과 같은 출발선상에서 수련이 시작되므로 시간낭비와 시행착오를 막을 수 있다.

원심도의 빛수련을 통해 기치료 능력을 깨워서 자신과 타인의 몸에 손빛을 가까이 대기만 해도 인체의 치유력이 작동하기 시작하는 것을 쉽게 경험할 수 있다.

오랜 수련을 거치지 않고 간단한 치유원리와 몇 차례 반복연습으로 충분하며, 효과가 뛰어나고 즉각적인 반응을 나타내는 것이 원심도 빛수련의 특별함이다.

원심도는 원운동이다

원심도 수련은 원운동으로 몸과 마음을 움직여 원심력과 구심력을 일으키는 원심운동이다. 원심력은 물체를 빙빙 돌렸을 때 밖으로 나가려는 힘을 말하고, 구심력은 물체를 돌렸을 때 안에서 잡아당기는 힘이다.

우리 몸을 예로 들면 한쪽 팔을 계속 돌렸을 때 손 쪽에 힘이 실리는 것이 원심력이고, 어깨 쪽에서 팔을 잡아당기는 힘이 구심력이다. 그리고 배꼽 뒤 원심불이 회전할 때 생기는 외부의 원심력과 내부의 구심력은 운기와 축기를 증폭시킨다.

구심력은 기운을 수렴하는 음의 성질을 띠고, 원심력은 기운을 발산하려는 양의 성질을 갖고 있다. 어떠한 물질이든 스스로 자신의 정체성을 유지하기 위해 에너지를 모으려는 힘, 즉 구심력의 음기와 그 힘으로 자신의 영역을 확대해 나가려는 원심력인 양기가 동시에 상존하게 된다. 그것이 음과 양으로 이뤄진 태극의 본질이다.

물질로서 가장 효율적인 형태는 둥근 구형(球形)이다. 구형은 내부의 한 점을 중심으로 구심력이 작용하여 스스로 응축하여 표면의 모든 부위가 내부로 향하여 하나의 분리된 완성체, 즉 독립된 개체를 만들어낸다.

그런데 주위에 다른 개체가 있으면 그것을 흡수하여 영역을 넓히려는 동물적인 속성이 있다. 물방울은 구심력을 이용하여 둥글게 존재한다. 그러나 끊임없이 다른 물방울과 합쳐져서 자기의 영역을 넓히려는 원심력이 작용한다. 그래서 하나의 물방울이 마침내 거대한 바다를 이루게 된다. 이것은 구심력과 원심력의 합작품이다.

원심도는 이러한 원심력과 구심력의 원리에 충실한 수련이며, 이러한 자연의 힘은 때에 따라 불가사의한 치유의 힘을 발휘하기도 한다.

원심도는 회전수련이다

자연은 미시적인 원자·전자에서부터 거시적인 우주의 은하계에 이르기까지 모두 회전하고 있으며, 원심운동으로 자신의 존재감을 드러낸다. 즉 전자가 원자핵 주위를 돌고, 지구가 자전하고 공전하며, 낮과 밤, 사계가 생겨나고, 태양이 은하를 공전하면서 끊임없이 돌고 도는 것이 자연이다. 강력한 자연의 힘 태풍도 회전이 멈추면 소멸하듯이 자연은 끊임없이 돌지 않으면 살아남지 못하고 도태된다는 것을 알고 있는 듯하다.

이러한 자연의 회전법칙에 순응하여 자연에 동조하고 공명하면 에너지를 증폭시킬 수 있다. 원심도의 핵심원리는 이와 같은 자연의 법칙에 따라 구성되었다.

원자, 전자, 지구, 태양, 은하계의 회전과 태풍, 용오름, 토네이도의 소용돌이는 모두 원심운동의 회전이다. 원심도 수련은 각 동작마다 회전을 일으키는 원심운동으로서 고수는 우주와 공명을 이루며 빛의 파동으로 수련하고 기치료 시술을 한다.

원심도는 재생력 수련이다

원심운동은 각이 없는 무방 원심이다. 울퉁불퉁 생긴 물체가 원심운동을 하며 회전함으로써 각진 모서리가 없어져 둥글고 매끄럽게 변한 것을 무방 원심이라 한다. 무방 원심은 각진 모서리의 저항을 제거하여 스스로 저항력을 줄여서 에너지를 극대화시키는 경제적이며 자연의 지적인 법칙이다. 따라서 원심도는 원심운동을 통해 효율적이고 효과적인 기수련으로 에너지의 흐름을 증폭시키게 된다.

원심운동의 핵심은 재생력이다. 접시 돌리기와 팽이 돌리기처럼 쓰러져가는 접시와 팽이의 회전력을 높여 원심력과 구심력의 균형을 맞춰주면 다시 되살아나는 것이 원심운동의 재생력이다.

원심운동의 재생력은 좌우, 상하 대칭을 이루는 것으로 공진되기도 한다. 예를 들어 왼쪽 팔의 마비 증세로 움직일 수 없을 때 오른쪽 팔을 회전시켜 원심운동을 일으키면 왼쪽 팔과 어깨로 재생력이 공진되어 치유작용이 일어나게 된다. 그리고 허리에 문제가 있을 때 허리와 대칭을 이루는 목을 회전시켜 원심운동을 해주면 허리로 재생력이 공진되어 허리의 문제를 해결할 수 있다.

원심운동은 인체의 모난 곳, 막힌 곳, 기울어진 곳을 바로잡아 자연적인 상태로 되돌려 놓는 복원운동이다. 자연 속에서 원심운동은 매우 중요하고 다양하게 일어나지만 그 모든 것을 떠나서 원심운동은 생명작용과 직결되어 있다. 인체의 기혈순환, 체액순환, 체온조절까지 원심운동이 없으면 작동이 불가능하다.

원심도는 몸과 마음 수련이다

원심도는 몸뿐 아니라 마음까지도 함께 수련하여 몸과 의식에너지를 향상시키는 심신통합 수련이다. 고수는 '몸은 마음에 의해 조절된다.'는 마음의 힘을 절대적으로 믿는다.

원심도를 시작하면 내적인 의식에너지가 강해지는 것을 확연히 느낄 수 있고, 그 힘으로 몸의 동작들을 스스로 조절하고 통제할 수 있게 된다. 원심도 수련을 통해 몸과 마음을 적절하게 변화시킬 수 있으며 원심도의 모든 동작들은 잠자고 있는 몸과 마음의 잠재능력을 깨워서 기치료 능력을 배양하는 데 탁월하다.

원심도는 균형수련이다

원심도 수련은 신체의 좌우, 전후 근골격의 균형과 몸의 상하 운기균형을 바로잡는 균형수련이다. 인체는 균형이 무너지면 기순환에 장애를 일으켜 관절과 오장육부 등의 신체적 문제와 상기증 등의 의식적인 문제를 일으킨다.

원심도 수련은 인체의 자율회전기능을 작동시켜 몸의 균형을 바로잡고 기순환을 원활히 하는 데 있다. 몸을 의식적으로 계속 회전시키면 몸은 무의식으로 전환되면서 자율회전을 일으키게 된다. 회전의 원리는 균형과 질서를 유지하는 자연의 법칙이다. 예를 들어 모래 한줌을 책받침 위에 올려놓고 흔들어서 회전을 일으키면 모래 알갱이가 작은 것은 작은 것끼리 큰 것은 큰 것끼리 모이고 파편조각들은 따로 모이는 것을 알 수 있다.

인체는 근원적으로 세포 너머의 원자·전자의 회전에 의해서 균형과 질서가 유지되고 세포가 활발하게 재생되고 교환작용을 일으키게 되는 것이다. 따라서 원심도는 자율회전을 통해 신체적, 의식적인 균형을 유지시키는 균형수련이다. 고수는 언제 어디서나 균형된 바른 자세와 평정심을 유지하는 것을 잊지 않는다.

원심도는 역근과 내근수련이다

원심도 수련의 핵심 원리는 마치 젖은 수건을 짜듯이 전체의 근육과 관절을 천천히 대칭으로 비틀어 주는 역근과 내근수련법으로 이뤄져 있다. 원심도는 대칭수련을 통해 몸속 깊은 곳의 내근을 움직이고 평소 사용하지 않는 역근을 움직이는 수련이므로 축기, 운기, 발공력을 효과적으로 높일 수 있다.

평소에 자주 움직이는 근육보다 숨겨진 근육인 역근을 움직여 주면 막혀 있던 혈도가 열리고 혈관과 신경작용이 원활해지면서 몸 전체의 활기를 높여준다.

그리고 뼈를 감싸고 있는 내근은 뼈와 오장육부를 연결하는 중간 다리로서 원심도 수련을 통해 뼈를 틀어서 움직여 주면 내근과 연결된 오장육부의 치유력이 좋아진다.

고수는 역근과 내근을 효과적으로 움직여서 기를 소통시키고 활성화시킴으로써 기수련과 기치료의 수준을 높이게 된다.

원심도 수련의 일반적 효과

원심도 수련은 기치료 능력을 습득하는 것 말고도 다양한 일반적 치유효과를 기대할 수 있다.

원심도는 부드럽고 유연한 동작으로 심신 이완에 효과가 있으며, 부교감신경을 자극시켜 긴장과 스트레스를 해소하고 에너지를 충전시킨다. 그리고 심폐기능을 조절하여 혈압을 낮추고 모세혈관을 확장시켜 기혈순환을 원활하게 한다. 또한 노폐물을 세포, 장기, 조직 등으로부터 효율적으로 제거하여 질병에 대한 저항력과 면역력을 향상시키고 통증을 완화시키는 데 효과적이다. 원심도 수련의 일반적인 효과에 대해서 간추려 소개한다.

- 혈압조절에 도움을 준다.
  원심도 수련으로 약10~20mmHg 정도의 혈압을 내리는 효과를 볼 수 있다.
- 관상동맥질환, 부정맥 등 심장질환 예방에 도움을 준다.
- 중풍의 발생 가능성이 감소한다.
- 좋은 콜레스테롤(HDL cholesterol)의 수치가 상승한다.
  원심도 수련으로 동맥경화를 유발하는 나쁜 물질들이 혈관벽에 쌓이는 것을 방지할 수 있다는 점을 의미한다.
- 인체 내의 지방질이 감소하면서 체중감량에 도움을 준다.
- 당뇨병의 예방 및 치료에 도움을 준다.
  원심도 수련은 인슐린 저항성을 개선하므로 인체의 신진대사가 유익한 방향으로 전환된다.
- 골다공증의 예방에 도움을 준다.
- 소화력이 좋아진다.

- 우울증에 도움을 준다.
- 자연치유력이 증가한다.
- 세포의 재생력을 높인다.
- 노화를 늦추는 데 도움을 준다.

원심도 수련원리

수련원리를 이해하고 수련을 시작하면 무엇을 어떻게 수련할지를 깨우치게 되며 단기간에 수련의 완성도를 높일 수 있는 가능성을 찾게 된다.

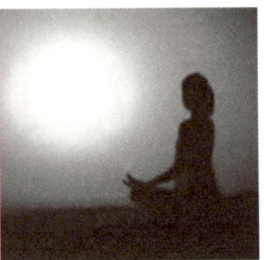

몸의 움직임을 바라보라

원심도 수련에서 천천히 움직이는 동작은 고요한 마음으로 사물과 현상을 바라보는 명상과 같다. 그래서 원심도를 '움직이는 명상'이라 한다. 물 흐르듯이 천천히 몸의 움직임을 관조(觀照)하면 기운이 스스로 제 갈 길을 찾아가는 것을 느끼게 되고 몸 전체의 에너지 흐름이 좋아진다.

손바닥의 장심을 회전시켜라

고수는 손에 기를 모으면 손바닥 가운데 장심을 중심으로 빛이 소용돌이친다. 몸은 기운이 회전하면 에너지가 강해진다는 것을 알고 있다. 회전의 힘이 에너지를 가장 경제적이고 강력하게 만든다는 것이 자연의 법칙이다. 우주 전체가 그렇고, 태풍, 용오름 등은 자연의 회전작용으로 강력한 에너지를 만들어낸다.

고수는 의념으로 손빛을 회전시켜 무의식에 입력한다. 치유가 필요할 때 손빛은 저절로 회전을 일으키며 강력한 치유기를 만든다.

기수련 말고 빛수련을 하라

기를 빛으로 바라보는 그 순간부터 기가 보이기 시작하고 기감이 높아지고 손빛이 강렬해진다. 기를 보이지 않는 무형으로 인식하고 기수련을 하기 때문에 기치료 능력 습득을 어렵게 한다.

기를 눈에 보이는 유형의 빛으로 인식하고 오감이나 육감으로 보고 느끼며 고수 입장에서 빛수련을 하게 되면 기치료 능력을 획기적으로 높일 수 있다. 고수는 빛으로 기수련하고, 빛으로 기치료 시술을 하게 된다.

단전을 바르게 이해하라

동양의학과 의료기공에서는 머리 중심의 인당 뒤쪽을 상단전, 가슴 중심의 전중 뒤쪽을 중단전, 복부 중심의 배꼽 뒤쪽을 하단전이라 하여 삼단전(丹田)으로 나눈다. 우리가 흔히 말하는 단전은 하단전을 두고 하는 말이다.

배꼽 뒤쪽 하단전은 복부의 중심이며 인체의 중심이다. 지구의 중심은 마그마가 펄펄 끓고 있는 핵(核)이며, 핵은 지구의 단전에 해당한다. 지구의 중심점인 이 핵은 가장 강력한 에너지로 축기되어 있다.

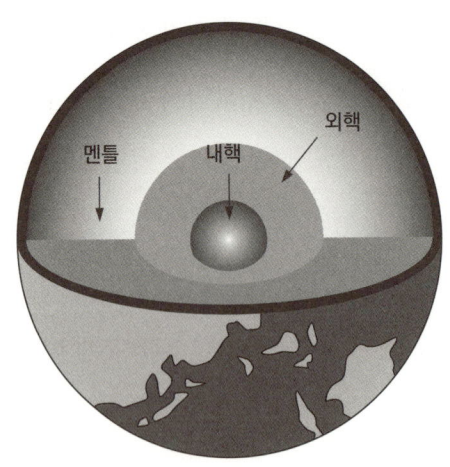

지구의 중심이 내핵과 외핵으로 나눠져 있듯이 소우주인 인체의 중심도 내핵에 해당하는 단(丹)과 외핵에 해당하는 단전(丹田)으로 이

뤄져 있다.

단은 인간이 잉태될 때 가장 먼저 생기는 원천의 기운이며, 단을 연마(煉磨)하면 비로소 단전(丹田)이 된다. 이것을 의료기공에서는 단을 굽는다 하여 '연단(煉丹)'이라 한다.

단(丹)은 배꼽 뒤 인체의 중심에 팥알 크기의 붉은 빛으로 존재하며 생명의 원천이다. 이러한 단을 연단시키면 작은 불씨가 큰 불꽃이 되듯 단전으로 크게 확장된다. 단은 우리 몸의 근원적 에너지인 불씨에 해당되고 연단으로 불씨를 키워서 단전[=원심불]을 만들게 된다. 따라서 수련을 통해 단전을 만들어 나갈 뿐 누구나 기존의 단전 자리가 형성되어 있지 않다.

연단 수련으로 단의 붉은 빛이 점점 강렬해지면 투명에 가까운 파란빛으로 변하며 단전이 형성되기 시작한다. 원심도에서는 이러한 단전을 '원심불'이라 하여 축기가 완성된 상태로 인식한다.

원심도에서는 연단의 수련과정을 거치지 않고 연단의 결과물인 축기가 완성된 원심불로 운기와 발공력을 높이는 수련을 한다. 다시 말해 연단 수련의 기본과정을 생략하고 축기된 단전의 결과물인 원심불을 활성화시키는 수련을 통해 기수련과 기치료의 수준을 고수의 반열에 올려놓게 된다.

단의 자리를 바르게 인식하라

단의 자리는 배꼽 뒤 3촌(9cm) 떨어진 곳에 있으며, 연단으로 확장된 단전의 둘레는 4촌(12cm) 정도 크기의 둥근 구(球)로 형성된다. 단의 정확한 위치는 배꼽과 독맥의 명문혈을 수평으로 연결하고 백회와 회음을 수직으로 연결하는 중맥과 만나는 무게중심에 자리하고 있으며 신장 사이에 있다 하여 신간동기(腎間動氣)라 한다. 신간동기는 생기의 근원으로 12경맥의 뿌리가 되며 호흡의 원천으로서 단의 자리를 말한다. 〈동의보감〉에서도 단의 위치를 의료기공과 해석을 같이 하고 있다.

기수련 단체에 따라 단과 단전의 개념이나 수련법을 각양각색으

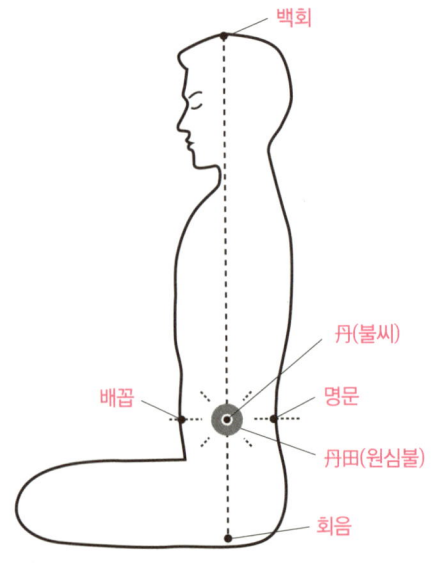

로 저마다 다르게 해석하고 있다. 그중에서 임맥 선상의 특정한 혈(穴)자리를 단전이라 하여 앉은 자세에서 배꼽 밑 1.5촌(기해), 2촌(석문), 3촌(관원)에 자리한다고 제각각 해석을 달리한다. 이것은 단의 존재에 대한 인식부족이거나 단전과 인체 중심의 상관관계를 간과하고 있는 것에서 비롯된 오류로 볼 수 있다.

혈자리는 기운이 들고 나는 인체의 관문으로서 침구(鍼灸)나 지압의 자극점 또는 기치료의 치유점은 될 수 있어도 축기의 대상은 아니다. 어떠한 형태든 축기는 무게 중심에서 이뤄진다.

단은 몸의 무게 중심이므로 외피 밑에 있는 임맥이 아닌 내부의 중맥 선상에 존재해야 이치에 맞는 말이다.

따라서 의료기공에서는 입식상태가 아닌 와식상태, 즉 누운 자세에서 배꼽 밑 3촌(9cm) 정도의 중맥 선상에 자리하는 것으로 단의 위치를 정의하고 있다. 이러한 단과 단전자리를 고수들은 수련을 통해 경험적으로 알아차리는 능력이 있다.

원심불의 불씨를 키워라

빛은 물질과 생명의 근원이다. 사람은 선천적으로 단에 붉은 빛의 불씨를 품고 태어난다. 단은 사람의 생명력을 키우는 가장 궁극의 자리이다. 정자와 난자가 만나 잉태되었을 때 가장 먼저 단의 불씨가 생겨난다. 그때부터 몸의 조직이 하나씩 만들어지기 시작한다. 단은 우리 몸의 무게 중심이다. 자세를 바르게 하여 척추를 세우고 날숨으로 불씨를 키우면 이것이 단전의 원심불이다.

우주에 존재하는 빛 중에서 가장 밝은 빛이 내 몸 중심의 원심불이며, 우주의 빛을 다 모아 응축시킨 것이 원심불이다. 또한 우주의 빛 중에서 가장 신성한 빛이 원심불이다.

단전에 원심불을 밝히는 것은 선천의 기인 진기를 단련시켜 인체의 무게 중심을 강하게 하기 위함이다. 질량이 크면 인력이 커진다는 과학의 법칙에 따라 무게 중심의 강약에 따라 에너지를 끌어당기는 인력(引力)의 강도도 달라진다. 진기의 단련은 내공의 축기를 의미한다. 축기를 이루면 원심불은 소주천 방향으로 회전하며 단주천을 거쳐 소주천은 저절로 활성화된다.

단전은 기운을 가두어 두는 곳이 아니라 축기된 기운으로 몸 전체 기운의 흐름을 주관하고 돕는 곳이다. 단전은 혈이 들고 나는 심장과 비슷한 기능으로 기가 들고 나며, 기운을 잘 돌게 하는 곳이다. 따라서 무게 중심의 단전에 에너지가 강해지면 몸 전체의 에너지 흐름이 좋아지고 손빛의 출력도 증가하게 된다.

단전을 하나의 빛으로 상상하고 원심불을 밝고 크게 키우면 원심불과 연결된 치유의 손빛은 더욱 강렬해진다.

원심불을 바라보기만 하라

원심불은 대우주와 소우주의 인간을 연결하는 통로이며, 우주와 나를 밝히는 원초적인 빛이다. 원심불을 육안으로 바라보고, 심안으로 응시하면 빛은 밝아지고 몸 안의 중심인 내공은 강해진다. 매일 30분씩 원심불을 바라보게 되면 내 몸은 빛으로 밝아지며 두려움은 없어지고 자신감은 커진다.

　원심불을 바라보는 것만으로도 우주의 파동을 느끼고 내 몸이 우주의 중심이라는 것을 실감하게 될 것이다.

신체 부위를 각성시켜라

기의 본질인 빛은 단순한 에너지가 아니다. 그 이상의 것으로서 에너지와 정보의 두 가지 성질을 모두 가지고 있다. 따라서 발공자의 의지에 따라 자유자재로 에너지 조절이 가능하다.

　과학에서도 빛은 입자와 파동의 두 가지 성질을 동시에 나타낸다고 하였다. 빛의 입자는 에너지이고 파동은 정보라는 것은 상식에 속한다. 이러한 정보는 사람에게 있어서는 마음의 힘이고 의식이다.

따라서 빛으로 된 기를 운기하고 축기하는 것은 의식이다. '손가락끝에 의식을 집중하라.' '손바닥의 장심에 집중하라.' '백회에 의식을 집중하라.' '몸 전체에 흐르는 기장의 파동에 의식을 집중하라.' '단전에 의식을 집중하라' 등과 같이 원심도 수련은 특정한 혈자리나 신체 부위에 빛과 의식을 집중하는 각성훈련이다.

빛을 느끼려면 몸을 이완하라

빛의 흐름을 방해하고 기감을 약화시키는 것은 몸의 긴장 때문이다. 긴장 상태는 곧 몸에 저항이 높아진 것을 의미한다. 저항은 공기의 흐름과 전기의 흐름을 방해한다. 따라서 긴장은 인체 내·외부에 파동 치는 빛의 흐름을 방해하고 기감을 둔감하게 한다. 빛을 느끼고 운기 시키려면 먼저 긴장된 몸을 이완시켜야 한다. 몸이 이완되면 외기와의 연결도 수월해진다. 이완은 수련자와 우주의 경계를 허물고 오라장을 활성화시킨다.

우주는 진동이며, 의식이란 것을 기억하라

우주 만유의 모든 것은 진동하고 있다. 진동은 의식이 있다는 것을 의미한다. 지구도 진동하고, 별도 진동하고, 돌도 진동하고, 나무도 진동하고, 사람도 진동하고, 인체 내부의 장기도 진동하고, 사랑이나 미움 등의 감정도 진동하고, 의식도 진동하고 있다. 따라서 우주의 모든 것은 진동이며 의식이다.

고수는 의식의 진동파를 통해 환자의 거칠고 무질서한 진동을 부드럽고 온화한 진동으로 변화시키는 데 능통하다.

질병은 단지 건강의 진동파로 바꿀 수 있는 무질서한 진동에 불과하다는 것을 깊이 인식하고 부정을 긍정으로, 미움을 사랑으로, 의심을 신념으로, 나태한 것을 열정으로 변성시켜라.

모든 것은 파동으로 연결하라

인간은 우주공간에 있는 유사한 진동파에 자신을 연결시키기 위해 수신기 역할을 하는 진동파를 가지고 있다. 부정적인 파동을 발산하면 우주공간의 부정적인 파동과 연결되고, 긍정의 파동을 내보내면 긍정의 파동을 끌어당기게 된다. 따라서 그렇다고 생각하면 그렇게 생각하는 파동에 따라 모든 것이 그렇게 이루어지게 된다.

그러므로 부정적이고 슬프고 우울하고 불쾌한 생각을 피해야 한다. 기분 좋은 생각, 긍정적인 생각, 아름다운 것에 자신의 정신을 집중해야 한다.

우리는 자연의 크고 작은 다양한 파동의 바다에 어울려 살고 있다. 따라서 우주 만유의 모든 개체는 파동으로 서로 연결되어 있다. 즉 우주의 모든 것은 파동의 영향을 서로 주고받는다. 더 정확히 말하면 모든 것은 파동의 춤 그 자체이다. 낮과 밤, 밀물 썰물, 심장의 박동, 호흡의 날숨 들숨 등이 다 파동의 주기를 만든다.

사람을 포함한 모든 물질은 고유한 파동을 가지고 있으며 이들은 서로 파동에너지로 연결되어 있다. 즉, 의식세계는 인식하지 못하지만 무의식 세계에서는 우주와 서로 파동으로 연결되어 있는 것이다.

인체의 나선형 구조를 이해하라

우주 만유는 거시적인 은하계에서부터 작은 볼트에 이르기까지 모두 나선형 구조로 이루어져 있다. 우리 인체 역시 나선형 체계로 이루어져 있다. 머리에 나있는 '가마'나 손가락의 '지문'이 나선형으로 이루어져 있으며, 몸 세포 너머에 있는 DNA 구조도 나선형으로 이루어져 있다. 이와 같이 우리 몸의 시작과 끝, 겉과 속이 모두 나선형으로 이루어져 있다. 몸에 병이 드는 이유는 바로 이러한 인체의 나선형 체계가 제대로 작동하지 않기 때문이다.

　웨이트트레이닝과 같은 근력운동은 주로 외근을 키우지만 기공의 나선운동은 역근을 활성화시켜 오장육부와 연결된 내근을 강화함으로써 표피, 근육, 내장, 뼈를 움직여 몸 전체의 에너지 흐름을 좋아지게 한다. 따라서 원심도 수련의 핵심은 나선운동이다.

　진동과 파동도 일종의 나선운동이다. 원심도 수련으로 몸을 이완시킨 상태에서 몸에서 일어나는 작은 진동도 우주의 파동과 공명을 이루면 진동과 파동이 증폭되어 몸 전체의 나선운동은 활성화된다.

　소용돌이 또한 일종의 나선운동이다. 인체에서 머리의 가마, 손가락의 지문, 땀구멍, 혈자리 등은 소용돌이치는 기운의 형태로 존재한다. 특히 혈자리에 제대로 침을 놓게 되면 소용돌이로 인해 침이 진동하는 것을 알 수 있다.

　원심도 수련은 이러한 소용돌이 형태로 천천히 몸을 돌리고 틀어주는 나선운동이다.

원운동에 안성맞춤 3마디 관절

인체의 팔다리 관절구조는 각각 세 마디로 이뤄져 있다. 팔은 손목, 팔꿈치, 어깨관절의 3마디, 손가락도 3마디 구조로 이뤄져 있다. 그리고 다리는 고관절, 무릎, 발목으로 이뤄진 3마디 구조다. 발가락 역시 3마디로 이뤄져 있다. 우리 몸의 팔다리 구조가 이렇게 세 마디로 이뤄져 있는 것은 효과적인 원운동을 하기 위해서다. 그래서 생명운동은 원운동이며 원운동으로 균형을 잡고 생명활동을 지속적으로 유지할 수가 있다.

그리고 세 마디 구조로 된 원운동이야말로 효율적인 에너지를 만드는 자연의 법칙이다. 예를 들어 양팔과 양손의 세 마디 관절을 구부려서 큰 나무를 껴안듯이 둥글게 원을 만들면 기운이 가장 안정된 상태에서 회전하는 자세가 된다. 원심도의 참장공에서는 효과적인 수련을 위해 손과 팔의 동작을 이러한 세 마디 구조로 된 원운동의 원리에 따른다.

가짜를 빌려서 진짜를 수련하라

원심도 수련의 핵심 원리 중 하나는 내면에 잠자고 있는 잠재능력을 깨워서 강력한 손빛을 만드는 데 있다. 어떠한 말이나 시각적 이미지를 반복하면 마음을 쉽게 움직일 수 있고 잠재능력을 작동시킬 수 있다. 인내를 가지고 연습을 반복하면 반드시 그 효과를 체득하게 된다.

원심도 수련은 궁극의 결과물을 시각적 이미지를 통해 수련의 효과를 극대화시키는 것이다. 그것은 잠재능력을 작동시키는 가장 빠르고 효율적인 방법이기 때문이다. 또한 어떠한 것을 시각적 이미지로 형상화하면 해부학적으로 복잡한 우리의 몸에 쉽게 접근할 수 있다. 시각적 이미지를 통해 목표를 달성한 결과물을 떠올리게 되면 몸은 실제로 그 일을 해낸 것처럼 반응하게 된다.

우리의 뇌는 진짜와 가짜를 알아차리지 못한다. 마음속으로 이미지를 그리면 뇌가 진짜로 인식하고 신경체계를 통해 몸에 실제적인 반응을 일으키게 된다.

원심도 수련은 이러한 뇌의 메커니즘을 이용해 이미지 수련을 효과적으로 하게 된다. 이미지 수련은 머리에 수련 과정을 기억시키면서 동시에 몸에도 기억하게 만드는 의식수련이다. 이것을 원심도에서는 '심상(心象)수련'이라 부르기도 한다.

인간의 뇌는 놀랍게도 신체 훈련과 이미지 훈련을 구분하지 못한다. 그래서 이미지 훈련만으로도 신체 훈련과 똑같은 효과를 거둘 수 있게 된다. 의식적으로 반복된 이미지 훈련을 통해 실전에서는 무의식적인 조건반사가 일어나게 되는 것이다.

동양의 전통적 수련법 중에 "가짜를 빌려서 진짜를 수련한다(借假修眞)."는 수련의 한 방편이 있다. 즉, 가짜라는 가상의 이미지를 통해 진짜로 몸을 수련하는 과정을 말한다.

고수는 경험적으로 심상수련의 놀라운 효과를 알고 있으며, 이미지를 기수련과 기치료에 적극적으로 활용한다.

오라장이 우리 몸의 실체임을 인정하라

사물이나 신체 주위를 감싸고 있는 약 10~60cm 정도의 빛을 오라장 또는 기장(氣場), 에너지장이라 한다. 오라장은 원심도 수련을 통해 정화시키고 강화할 수 있으며, 외부 환경으로부터 몸을 보호할 수 있는 방패막이 역할을 한다. 그리고 고수의 오라장은 기치료 시술 때 환자의 탁기로부터 몸을 보호해주고, 환자의 오라장은 환자의 신체를 대신해서 치유의 대상이 된다.

고수는 이러한 오라장을 사물의 실체로 인식하고, 오감적 시각으로 보여지는 사물은 준 실체로 보게 된다. 따라서 원심도 수련을 통해 오라장의 존재감을 높이고, 기치료 시술에서는 인체의 이상 부위와 연결된 오라장을 치유의 목적물로 본다. 그러므로 고수는 기치료 시술 때 환자 몸에 손을 접촉하지 않고 오라장에 손빛을 연결하는 공간법을 사용하게 된다.

직감의 영역을 넓혀라

대부분의 사람들은 주로 오감에 의존해 세상만물을 인식하게 되고 이러한 오감으로 인지되지 않는 것은 대체로 존재감을 부정하게 된다. 오감 중에서 특히 시각정보의 의존도가 높다. 왜냐하면 오감으로 받아들이는 정보 가운데 약 80%가 시각을 통해 인지되기 때문이다.

이렇듯 사람들은 대부분의 정보를 시각을 통해 수집하고 또 그 정보를 보이는 대로 믿고 있다. 그러나 알고 보면 인간의 시각은 그렇게 완전치가 못하다. 두뇌에서 인식되는 시각정보는 내용의 50%가 편집되고 가공된다는 것이다. 즉 시각정보의 반 이상은 사람들의 기대에 의해 기존에 입력된 정보와 짜깁기가 되어 보여진다는 것이다. 따라서 세상만물은 눈에 보이는 것이 전부가 아니라는 것이다.

그리고 더 근본적인 문제는 시각정보를 인식하는 시신경이 가시광선이라는 한정된 진동수를 가진 빛만을 인식하게 된다는 것이다. 우주공간에는 진동수가 다른 빛이 무수히 존재하지만 우리의 시신경은 일정 진동수의 빛만 인식하고 적외선, 자외선 등 그밖의 다른 빛들은 인식하지 못한다는 것이다.

그것은 우주에 펼쳐져 있는 수많은 현상들 가운데 극히 일부분만을 우리의 시각은 인지하고 있을 뿐이라는 것을 의미한다. 특히 오감은 비교적 진동수가 낮은 물질은 잘 인식하고 있지만 진동수가 높은 비물질은 쉽게 인식하지 못한다는 것이다. 고수들은 이렇게 불완전한 오감(五感)의 시각을 육감(六感)으로 보완한다. 육감을 다른 말로 기감(氣感) 또는 직감(直感)이라 한다.

예를 들어 누군가가 등 뒤에서 소리 없이 다가올 때 감지되는 감각이 있다. 이것을 동물적 감각 또는 직감이라 한다. 이러한 직감능력을 원심도 수련으로 키우고 확장시키게 되면 오감이 인식하지 못하는 오라장 등을 보고 느낄 수 있는 습성을 만들 수 있다. 고수는 오감의 경계선 너머에 있는 육감의 세계를 즐긴다.

직관을 키워라

직관(直觀)은 우리 내면에 있는 지혜의 원동력이며, 잠재의식을 움직이는 힘이다. 잠재의식은 직감, 통찰력, 영감, 암시 등을 포함한다. 어떤 문제에 대하여 무심하게 집중하면 직관이 작동한다.

기치료 능력이 생겼다는 결과물을 스스로 믿고, 그 기쁨을 실제로 느끼게 되면 직관은 자신의 느낌에 즉각 반응한다.

직관은 오감의 감각기관으로 바깥세상을 파악하지 않는다. 바로 육감(=직감)을 통해서 인식하게 된다. 직관은 오관(五官_시각·청각·후각·미각·촉각)이 쉬고 있을 때 작동하고 최고의 기능을 발휘한다. 직관과 잠재의식은 그것을 믿지 않는 사람을 위해서는 결코 작동하려 들지 않는다. 고수는 직관으로 질병의 유무를 알아보고 어디를 치유할지를 직감으로 알아낸다.

호흡은 배우지 말고 호흡에 순응하라

숨은 곧 생명이다. 숨이 끊기면 생명은 사라진다. 그리고 숨을 잘못 다스리면 부작용을 일으켜 생명력은 약화된다. 숨은 자나깨나 자율신경에 의해서 작동되기 때문에 결코 간섭의 대상이 아니다.

따라서 자율신경에 의해 들고나는 자연호흡을 하게 되면 별탈이 없다. 사람은 체질과 남녀노소에 따라 호흡의 길이와 양(量)이 천차만별이기 때문에 숨의 길이와 양을 일률적으로 재단해서 누구에게나 똑같이 배우게 할 수 없는 일이다. 그러나 호흡 수련으로 '축기를 한다.' '운기를 한다.' 심지어 '득도를 한다.' 등에 현혹되어 인위적인 억지호흡으로 자율신경을 왜곡시켜 상기증이나 의식장애 등의 부작용으로 낭패를 당하는 경우를 종종 보게 된다.

호흡은 간섭하는 것이 아니라 자신의 호흡에 순응하는 것이다. 호흡에 순응하는 것이 자연호흡이다. 자연호흡은 태어날 때부터 시작된 아기들의 태식(胎息)호흡이다. 아기들의 태식호흡은 '앙~'하는 울숨(=날숨)으로 태어난다. 따라서 태식호흡은 날숨 위주의 호흡이며, 날숨을 통해 아기들은 에너지를 충전하고 면역력을 키우게 된다. 평화롭게 잠자는 아기들이 호흡의 스승이며, 자연호흡의 고수들이다. 따라서 기치료 고수들은 호흡에 순응하는 법을 알고 기수련과 기치료에 적용한다.

자율신경에 호흡을 맡겨라

단전호흡, 기공 등에서 호흡법을 배운다는 것은 들숨·날숨의 걸음마를 배우는 것과 같다. 아기가 본능적으로 숨을 쉬듯이 호흡은 누구나 태어날 때부터 자율적으로 잘하고 있다. 그런데 새삼스럽게 호흡 걸음마를 배우며 호흡초보가 될 필요는 없다. 오히려 호흡을 잘못 배우면 부작용을 일으켜 자칫 호흡과 연결되어 있는 자율신경을 왜곡시켜서 몸과 마음을 다치게 하는 우(愚)를 범하게 된다.

자율신경 중 교감신경은 호흡의 들숨과 연결되어 있고, 부교감신경은 날숨과 연결되어 있다. 교감신경은 몸과 마음을 긴장 또는 흥분 작용을 일으키고, 부교감신경은 반대로 몸과 마음을 안정시키고 이완작용을 일으키며 에너지를 충전한다. 따라서 잘못된 호흡은 몸과 마음의 자율조정기능인 교감·부교감신경을 왜곡시켜 신체적, 정신적인 문제를 일으키게 한다.

　오늘날의 단전호흡이나 복식호흡은 그 뿌리가 아기들의 태식호흡이지만 인위적인 억지호흡으로 자율신경을 다치게 하거나 주화입마 등 상기 증세의 문제를 일으키기도 한다. 왜냐하면 단전호흡 등은 들숨·날숨을 다 같이 의식하게 하거나 숨을 멈추게 하는 등의 인위적인 호흡법으로 교감신경을 항진시키고, 과(過)호흡(들숨)으로 몸에 활성산소의 잔류량이 많아지면서 인체조직과 순환기 계통에 문제를 일으키기 때문이다.

　자율신경은 교감신경과 부교감신경이 균형을 이뤄야 몸과 마음이 가장 이상적인 환경을 유지할 수 있다. 그래서 우리 몸은 늘 이상적인 상태를 원하기 때문에 자율신경은 호흡을 편안한 상태로 조절하여 몸과 마음을 가장 좋은 환경으로 유지시키게 된다. 따라서 호흡은 자율신경이 알아서 하는 날숨 위주의 자연호흡에 맡기는 것이 가장 바람직한 호흡법이다.

날숨호흡에 치중하라

원심도 수련에 있어서 호흡은 숯불을 불어서 불씨를 키우는 작용과 같다. 호흡 중에서 날숨이 그렇다. 숯불을 불 때 날숨을 부드럽게 내쉬면 불씨가 살아나듯이 원심도 호흡에서도 날숨을 부드럽게 내쉬며 이완과 에너지의 충전, 증폭작용을 이끌어낸다.

왜냐하면 날숨과 연결된 부교감신경의 고유 기능이 에너지를 저장하는 기능이기 때문이다. 이와 같이 원심도 호흡은 날숨에 치중하며 들숨은 의식하지 않는다.

무리하게 배를 내밀면서 들숨을 마시게 되면 축기와 운기를 도리어 방해하게 된다. 따라서 날숨을 통해 축기와 운기작용을 일으키고 궁극에는 날숨조차 의식하지 않고 완전한 자연호흡(休息)이 이뤄질 때, 기가 잘 통하고 잘 흐르게 된다.

원심도 수련을 통해 단전자리 원심불을 내관(內觀)하게 되면 저절로 날숨 위주의 자연호흡으로 바뀌게 된다.

날숨은 인간이 태어날 때 울음을 터뜨리며 맨 처음 내뱉는 울숨이고, 들숨은 죽음의 문턱에서 임종할 때 들이키는 막숨이다. 따라서 날숨을 산(生)호흡, 들숨을 죽은(死)호흡이라 하여 원심도 수련에서는 날숨을 부드럽게 내쉬며 생명력을 높이는 자연호흡에 치중한다.

잠든 아기의 호흡은 날숨이 길고 부드러우며 숨을 지켜보기만 해도 마음의 안정을 가져온다. 아랫배를 실룩거리며 숨 쉬는 아기들의 복식호흡이야말로 호흡의 진수를 보여주는 것이다.

자연호흡의 원조 원심호흡

원심도 수련에 있어서 원심호흡은 대자연의 우주호흡이다. 우주는 수축(=들숨)과 팽창(=날숨)을 통해 호흡을 한다. 과학자들은 우주의 수축기는 약 50억 년 전에 끝났으며 지금의 우주는 팽창기로서 내쉬는 날숨에 해당한다고 한다.

따라서 원심호흡은 우주의 호흡에 동조하여 날숨 위주의 호흡을 한다. 원심호흡은 날숨의 '호~' 소리호흡을 통해 원심불의 출력을 높이는 풀무질 호흡이다. 원심호흡으로 원심불의 빛을 밝게 하면 몸 전체의 오라장이 밝아지며 확장되고 몸의 무게 중심인 단전의 내공은 강화된다. 특히 원심불과 연결된 손빛은 밝고 강렬해지며 손빛의 에너지를 향상시킨다. 에너지법칙에 질량이 크면 끌어당기는 인력이 커진다고 하였다. 원심호흡을 통해 원심불의 빛이 밝고 커지면 우주의 기운이 단전으로 강하게 끌려온다.

원심호흡으로 날숨을 부드럽고 길게 하면 일반적인 복식호흡이나 단전호흡법 같이 복부가 앞뒤로 움직이지 않고 물레방아 같이 원운동을 한다. 또 원심불이 도는 단주천 방향으로 움직이고 더 나아가 임맥·독맥이 도는 소주천 방향으로 움직인다. 소주천은 인위적이지 않고 자연스런 흐름이 필요하다.

원심호흡의 날숨은 부드럽고 자연스러워야 하며 '호~' 소리호흡을 통해 날숨을 그저 지켜보는 것이다.

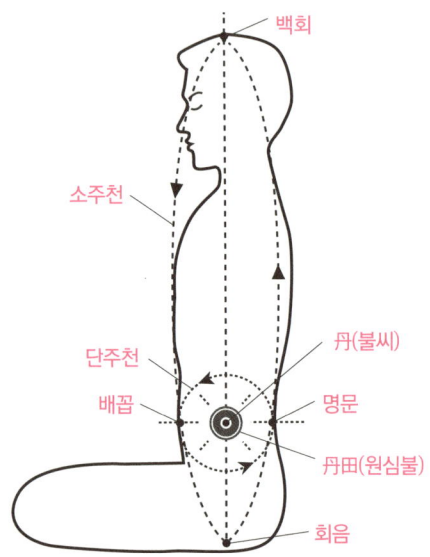

원심호흡 따라하기

① 허리를 곧게 세워 눈을 감고 혀끝을 입천장에 붙인다.

② 손가락의 엄지와 중지는 손빛으로 연결한다.

③ 배꼽 뒤 단전 부위에 태양 같은 원심불을 떠올린다.

④ 날숨을 부드럽고 길게 내쉬며 원심불이 점점 밝아진다고 의념한다.

⑤ 날숨을 쉴 때 불씨를 불듯이 '호~'하는 소리호흡을 연결한다.

⑥ 들숨은 의식하지 않고 자율에 맡긴다.

⑦ 단주천, 소주천 방향으로 회전하는 원심불을 지켜본다.

'호~' 소리호흡은 웃고 노래하듯이 하라

아무리 좋은 호흡법이라도 자신의 몸에 불편하면 바른 호흡이라 할 수 없다. 최고의 호흡은 아무 걸림이 없는, 자신한테 가장 편안한 호흡이 되어야 한다. 날숨으로 웃고 날숨으로 부르는 노래야말로 많은 사람들이 찾고 있던 최고의 호흡법이다. 웃음과 노래는 들숨을 의식하지 않는다. 날숨으로 부교감신경을 자극하면 마음은 안정되고 몸은 이완되고 에너지가 충전된다.

날숨의 '호~' 소리호흡을 웃고 노래 부르듯이 편안하고 자연스런 상태를 유지하는 것이 단전의 축기와 손빛의 출력을 높일 수 있는 숨은 비결이다.

'호~'소리호흡의 네 가지 함축된 치유의 의미

- **이완되다[呼]** – 날숨으로 몸을 이완시킨다. 날숨은 자율신경 중에 부교감신경과 연결된다. 부교감신경은 몸을 안정시키고 이완시킨다.
- **좋아지다[好]** – 아픈 곳을 좋아지게 한다. 어릴 때 엄마로부터 '호~' 치유를 통해 아픈 곳이 좋아진 경험은 누구나 있을 것이다.
- **따뜻하다[溫]** – 손이 시려서 녹일 때 '호~'하고 불듯이 '호~'소리호흡을 통해 원심불과 손빛을 강렬하게 한다.
- **밝아지다[明]** – 손빛과 원심불을 밝아지게 한다. 불씨를 살릴 때 '후~'하고 부는 것보다 '호~'하고 부는 것이 불꽃이 더 밝게 살아난다.

실전 원심도 공법

원심도 수련은 의료기공으로서 빛수련을 통해 운기와 축기법의 수준을 높여서 고수 자신의 몸에 기운을 소통시키고 원심불과 손빛을 강렬하게 만들어 기치료 능력을 배양하는 수련이다.

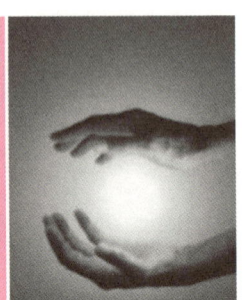

원심도 수련의 기본원칙

- 내가 우주의 중심임을 인식하라.
- 내 몸은 빛이 감싸고 있다 생각하라.
- 혀끝을 입천장에 붙여라.
- 어깨의 힘을 내려놓아라.
- 무릎을 굽히고 발가락에 힘을 주라.
- 원심불은 심안으로 보고, 손빛은 육안으로 보라.
- 원심불과 손빛을 보려고 노력하지 말고, 잘 보인다 생각하라.
- 움직이는 빛에 집중하고, 동적인 명상을 하라.
- 이완의 집중을 하라.

원심도 수련 9가지 공법

원심도 수련은 9가지 공법으로 구성되어 있으며 단전호흡, 명상 등의 기본기와 단계별 수련과정을 거치지 않고 고급과정의 빛수련으로 이뤄져 있다.

여기서는 원심도의 9가지 공법 중 제1식을 그림과 함께 소개하고, 제2식은 지도자의 실제지도가 필요하므로 생략한다(모든 동작은 8회씩 반복한다).

❶ 방송공(放松功)

수련원리

방송공은 관절과 역근을 움직여서 몸을 이완시키는 수련이다. 관절과 근육 부위에 긴장이 조성되면 운기상태가 나빠진다. 관절은 기가 들고나는 관문으로서 관절의 회전력이 약하면 운기가 원활하지 못하다. 그리고 역근이 굳어 있으면 역시 운기상태가 나빠진다.

평소에 잘 사용하지 않는 역근을 방송공 수련으로 움직여 주면 내장을 포함한 전신의 기혈순환이 촉진된다. 따라서 관절과 역근이 유연해지면 기가 잘 통하고 몸은 이완된다.

고도의 이완상태를 기공에서는 '방송(放松)'이라 한다. 따라서 본격적인 기수련에 앞서서 가장 먼저 몸을 이완시키는 방송공 수련을 하게 되는 것이다.

수련동작

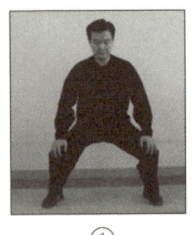 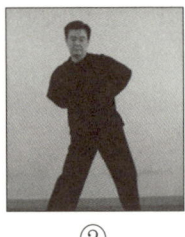 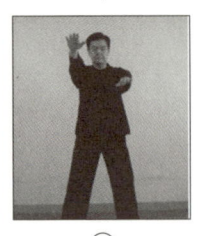

① ② ③

① 양손으로 무릎을 잡고 대칭으로 **무릎 돌리기**

② 양손으로 등쪽 신장 부위를 잡고 **허리 돌리기**

③ 오른팔 위, 왼팔 아래로 서로 **가위치기**

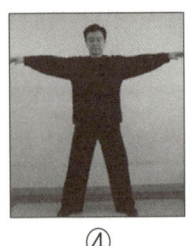 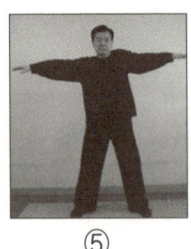 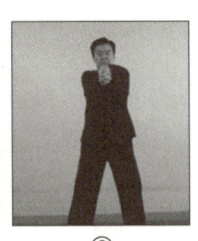

④ ⑤ ⑥

④ 양팔을 옆으로 벌려서 팔 무게를 이용하여 **어깨 돌리기**

⑤ 양팔을 옆으로 벌려서 팔과 어깨를 이용하여 **파도타기**

⑥ 양손가락을 깍지 껴서 좌우 번갈아 **손목 돌리기**

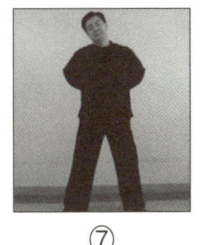 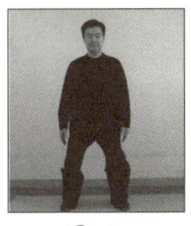 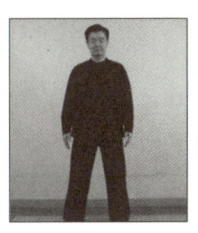

⑦　　　　　　　⑧-1　　　　　　⑧-2

⑦ 천천히 좌우로 **목 돌리기**
⑧ 상하로 몸을 털어주며 전신의 **긴장 털기**

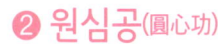

❷ 원심공(圓心功)

수련원리

원심공은 원심불을 회전시키는 의식적인 동작을 반복하여 무의식적으로 몸에 자전(自轉)을 일으키게 하는 수련이다. 원심불의 회전으로 무의식에 진입하면 그때부터 몸은 자율신경의 지배를 받게 된다. 자율신경은 몸의 어느 부위의 혈도가 막혀 있는지 스스로 알고 자율회전에 의해 몸 전체의 막힌 혈도를 열어준다.

　몸을 완전히 이완시킨 상태에서 단전 부위에 태양 같은 원심불을 복근을 통해 소주천 운기방향으로 회전시킨다. 회전하는 원심불에 집중해서 원심불이 자율적으로 회전하기 시작하면 원심불의 회전으로 몸 전체를 회전시킨다고 의념하며 원심불의 회전에 몸을 맡긴다. 원심불이 무의식적으로 회전하면 몸 전체의 경혈이 동시에 회전하며 기 흐름을 좋아지게 하고 운기 능력을 높이게 된다.

원심불의 존재감과 집중력을 높이려면 마음속으로 '원심불' '원심불' '원심불'…을 계속적으로 암송한다.

원심공을 통해 전신에 기가 잘 흐르게 되면 뇌파가 떨어진 상태에서 스스로 몸이 회전하면서 막혀있는 혈도가 열리고, 몸의 불균형을 바로잡는 '자전'이 일어나게 된다.

원심공을 하는 동안에 몸의 균형을 자연스럽게 바로잡을 수 있고, 관절의 유연성이 좋아지면서 몸 전체가 이완된다.

이 세상에 어떤 특별한 수련이 있는 것은 아니다. 특별한 수련이 있다면 의지와 상관없이 몸이 '자전'을 일으키는 원심공 수련이라 할 수 있다.

원심공 수련을 하다 보면 온몸을 진동시키거나 두 손이 자신의 몸을 두드리거나 마치 무술이나 춤을 추듯이 손을 허공에서 제멋대로 움직이기도 한다. 원심공을 통해 자율진동이 일어나면 다른 사람 몸에 손을 대면 상대방 몸의 안 좋은 곳을 찾아다니며 자발치료를 하기도 한다.

원심공은 의식이 아닌 무의식의 세계에서 저절로 움직이는 수련이다. 원심공의 '자전'은 우주의 소용돌이와 우리 몸의 회전과 공명을 이루며 나타나는 기운의 열림 현상이다.

수련동작 제1식

① 눈을 감고 태양 같은 원심불을 복근을 이용해서 회전시킨다.
② 원심불이 회전을 일으키면 반대로 원심불의 회전으로 몸에 '자전'을 일으킨다고 의념하며 원심불의 회전에 몸을 맡긴다.
③ '자전'을 멈추고 몸 주위를 감싸고 있는 오라장의 진동과 파동을 느낀다(손은 점점 가벼워지고 양팔은 저절로 위아래로 파동치며 움직이게 된다).

❸ 연기공(練氣功)

수련원리

인체를 감싸고 있는 빛이 오라장이며 신체 부위 중 손에서 오라장을 가장 예민하게 느낄 수 있다. 손을 감싸고 있는 오라장을 손빛이라 부르며, 연기공은 손바닥 가운데 장심을 열어서 손빛의 기감을 높이는 수련이다. 손빛을 치유의 도구로 만드는 가장 기본적인 수련이 연기공이다. 이완된 집중으로 손빛을 바라보며 손빛을 압축하고 늘리고 만지고 돌리고 굴리고 밀고 당기며 다양한 기감수련을 한다.

손빛을 가장 쉽게 느낄 수 있는 방법은 기수련의 결과물인 기를 빛으로 인식하고 고수 입장에서 수련하는 것이다. 따라서 빛을 잘 보려고 잘 느끼려고 노력하지도 말고, 빛이 당연히 잘 보이고 잘 느껴진다고 생각하며 수련한다. 빛을 잘 느끼려고 노력한다는 것은 수련 초보자임을 스스로 인정하는 것이다. 초보자 입장에서 수련을 하게 되면 손빛의 기감을 느끼는 데 걸림돌이 된다.

기를 빛으로 인식하고 양손으로 손빛을 수련하며 점차 다른 신체 부위 또는 다른 사물들과 빛을 연결하여 손빛 기감의 영역을 확장시켜 나간다.

수련동작 제1식

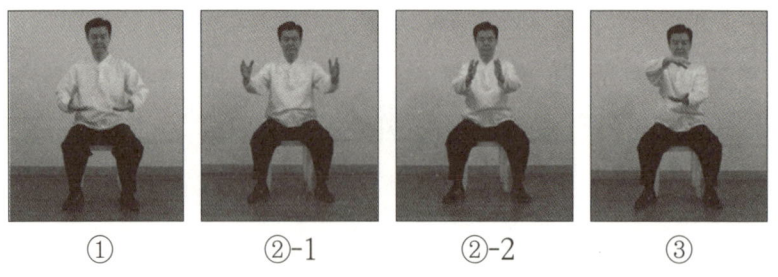

① ② -1 ② -2 ③

① 손바닥을 하늘로 향해서 장심을 중심으로 왼쪽 손빛은 우회전, 오른쪽 손빛은 좌회전시킨다. 손동작을 멈추고 관성에 따라 손빛이 장심을 중심으로 저절로 소용

돌이친다고 의념한다.

② 양손을 어깨너비만큼 벌려서 손빛을 서로 연결시켜 육안이나 심안으로 손빛을 바라보며 손빛을 압축하고 늘리며 손빛의 기감을 느낀다.

③ 압축된 손빛을 상하로 돌리면서 손빛을 느낀다.

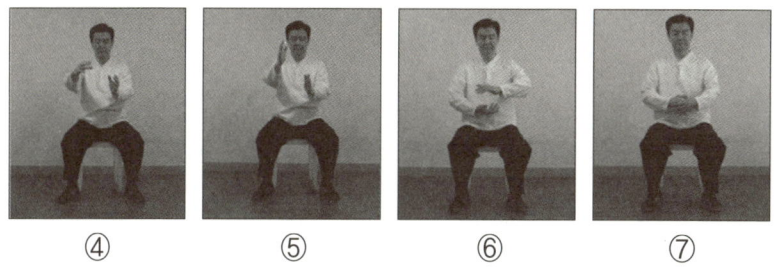

④　　　　　⑤　　　　　⑥　　　　　⑦

④ 손빛을 손끝으로 만지면서 손끝의 기감을 느낀다.

⑤ 양손으로 손빛을 물레방아 돌리듯 엇갈리게 굴리면서 양손의 손빛을 느낀다.

⑥ 강화된 손빛을 양손에 겹겹이 칭칭 감으면서 기감을 느낀다.

⑦ 오른손을 배꼽에, 왼손을 오른손 등에 각각 5cm 간격을 두고 손빛과 원심불을 연결하여 수공한다.

❹ 참장공(站樁功)

수련원리

원심도 참장공은 '기공의 꽃'이라 부를 만큼 원심도의 핵심 수련법이다. 원심도 참장공은 '수승화강(水昇火降)' '상허하실(上虛下實)'을 통해 소주천(小周天)과 좌양우음(左陽右陰)의 운기능력을 높이고 손빛의 수준을 높이는 비장의 수련법이다.

원심도 참장공은 일반기공의 참장공과는 차별화된다. 일반 참장공은 신체 단련이 주가 되지만 원심도 참장공은 의료기공 수련의 한 방편으로 손빛의 치유능력을 높이는 데 있다.

참장이란 뜻은 "땅에 말뚝을 박고 서있다."는 의미이다. 그러므로 참장공은 나무가 땅에 뿌리를 박고 있듯이 특정한 자세로 버티고 서 있는 수련법이다. 두 팔로 우주를 품듯이 한 자리에 가만히 홀로 서 있는 자세로 수련하는 것을 참장공이라 한다. 그래서 참장공을 독립수신(獨立修身)이라 부르기도 한다. 참장공은 나무의 생명원리를 본뜬 것이다. 나무는 한 자리에 뿌리를 내리고 서 있으면서 천지의 기운과 소통하며 어떠한 생물보다 에너지가 강하다.

따라서 원심도 참장공을 수련하면 생체에너지가 강화되고 골기를 활성화시켜 우리 몸의 에너지 파워를 획기적으로 높일 수 있다. 그리고 중요한 것은 축기, 운기, 발공력을 높이는 데 탁월하다.

수련동작 제1식

① 왼발을 어깨너비보다 넓게 벌려서 무릎을 굽히고 서서 양팔로 큰 원을 만들어 손빛을 연결한다(양팔은 공기 위에 가볍게 올려놨다고 생각한다).

② 양손 끝은 10cm 이상 간격을 두고 손빛으로 연결하여 빛은 왼쪽으로 자동 회전한다고 생각한다.
③ 혀끝은 입천장에 붙이고 발바닥 용천을 통해 땅속 깊이 뿌리를 내리고 회전하는 원심불에 눈을 감고 집중한다(몸이 종(縱)으로 자전한다).
④ 수련을 마칠 때는 천천히 눈을 떠서 회전하는 손빛을 무심하게 바라본다(몸이 횡(橫)으로 자전한다).

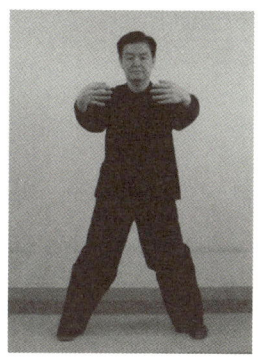

❺ 운기공(運氣功)

수련원리

운기공은 손빛을 돌리고 늘리는 등의 수련으로 손빛을 활성화시키고 손빛의 존재감을 높이는 수련법이다. 운기공은 손빛을 실제로 이미지화하여 손빛을 양손으로 연결하여 돌리고 늘리고 이동시키며, 손빛의 기감능력을 높이는 수련법이다.

　기감과 운기능력을 쉽게 높일 수 있는 방법은 손빛의 이미지를 사실적으로 시각화하여 손빛을 생생하게 보고 있다고 수련하는 것이다. 손빛이 움직이는 데로 의식이 따라가면서 수련하게 되면 집중력이 높아지고 의념력이 커진다.

　운기능력이 높아지면 기치료에 있어서 환자의 신체 내·외부의 기감을 손쉽게 느낄 수 있다.

수련동작 제1식

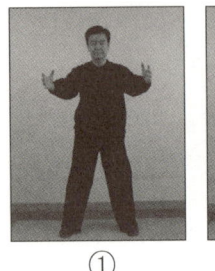 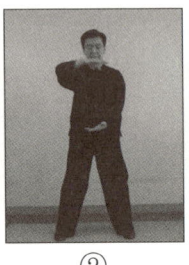 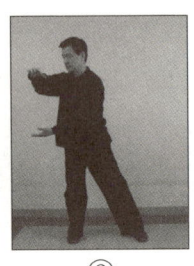

① ② ③

① 왼발을 크게 벌려서 양손의 손빛이 서로 강하게 연결되었다고 의념하며 연결된 손빛을 육안으로 보면서 수련한다(손빛이 눈부시게 잘 보인다고 생각한다).
② 왼손은 아래로, 오른손은 위로 해서 손빛을 연결한다.
③ 손빛을 연결해서 우측으로 이동하고, 전신의 무게 중심은 오른발에 두고 왼쪽은 힘을 뺀다(무게 중심의 균형 우9 좌1).

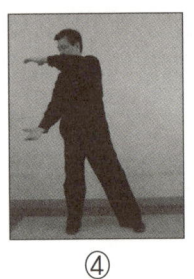 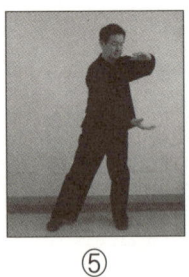 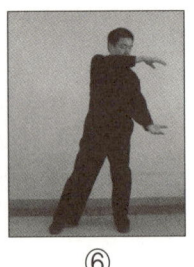

④ ⑤ ⑥

④ 손빛을 왼손은 위로, 오른손은 아래로 해서 반 바퀴 돌려서 연결한다.
⑤ 손빛을 연결해서 좌측으로 이동하고, 무게 중심은 왼발에 두고 오른쪽은 힘을 뺀다(무게 중심의 균형 좌9 우1).

⑥ 손빛을 오른손은 위로, 왼손은 아래로 해서 반 바퀴 돌려서 연결한다(손빛 굴리기와 이동을 좌우로 천천히 반복하며 손빛에 집중한다).

❻ 용천공(龍天功)

수련원리

용천공은 용이 여의주를 물고 하늘로 승천하듯이 손빛으로 8자 모양의 파동회로를 천천히 따라가는 수련법이다. 중국의 소림사 주방장이 접시를 이용하여 기공수련을 한 데서 유래한 것으로 일명 '접시돌리기'라 부르기도 한다. 그러나 원심도 용천공은 접시돌리기와 같이 단순히 건강만을 위한 수련이 아니다. 용천공은 역근과 내근을 움직여서 기혈순환을 활성화시켜 탁기를 걷어내고, 움직이는 손빛에 의식을 집중하여 손빛의 치유능력을 높이는 의료기공 수련이다.

용천공은 단순하면서도 심오한 수련이다. 젖은 수건을 짜듯이 온몸을 나선형으로 회전시키며 탁기를 내보내고 생기를 받아들이는 수련법이다. 즉, 용천공은 온몸의 관절과 근육을 회전시키며 기의 관문에 해당하는 관절을 유연하게 하고 역근을 움직여 오장육부의 기혈순환을 좋아지게 하는 데 효과적이다.

용천공 수련의 동작은 우리 몸의 근원에 자리하고 있는 유전자의 DNA 구조와 같은 나선형으로 이뤄져 있으며, 우주의 소용돌이 형태와도 닮아있다. 따라서 용천공으로 나선형 운동을 하게 되면 미시적으로는 우리 몸의 근원과 거시적으로는 우주와 연결돼 파동이 서로 동조되어 공명을 일으키며 에너지를 증폭시킨다.

고수는 아침 동틀 무렵에 동쪽을 향해 용천공 수련으로 탁기를 내보내고 생기를 모아서 몸과 마음을 청정하게 한다.

수련동작 제1식_단수법

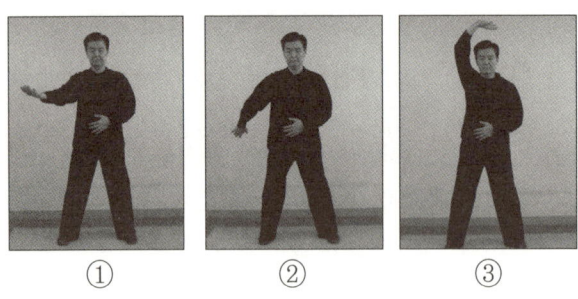

① ② ③

① 왼발을 크게 벌려서 왼손은 배꼽에 올리고 오른손빛을 밝게 의념하여 45도 위치에서 손바닥을 하늘로 향하게 한다.
② 왼발에 중심이동을 하면서 오른손을 뒤로 돌려서 8자 회로를 그리며 손은 머리로 향한다(손빛에 집중하여 의식은 손빛을 따라간다).
③ 오른손이 머리 위로 올라가면서 오른발에 중심을 이동하며 8자 회로를 그린다.

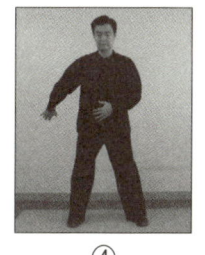 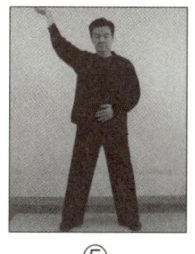 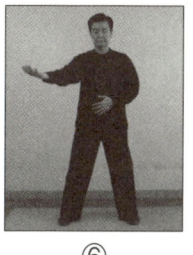

④　　　　　　　⑤　　　　　　　⑥

④ 오른손이 아래로 내려오면서 왼발에 중심이동하며 8자 회로를 그린다.

⑤ 오른발에 중심이동을 하면서 왔던 길로 되돌아 역순으로 올라가며 8자를 그린다.

⑥ 오른손이 아래로 내려오면서 왼발에 중심이동을 하며 8자를 그린다(9회 반복 후에 손을 바꿔서 왼손빛으로 8자 회로를 그린다).

❼ 외단공(外丹功)

수련원리

외단공은 우주의 기운, 즉 천지의 기운인 외기의 기운을 손빛으로 느끼며 외기 발공 능력을 높이기 위한 수련이다. 우주공간 오방의 빛을 손바닥의 각각 다른 위치에서 기감을 느끼는 수련이다.

　우주에너지와 인체는 파동이 서로 공명을 이룰 때 기운이 가장 이상적인 상태가 된다. 외단공은 우주와 우리 몸을 공명 상태로 만들어 몸을 우주 에너지와 동조되도록 맞춰가는 수련법이다.

수련동작 제1식

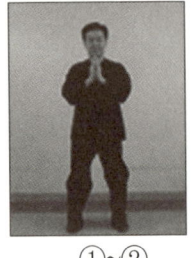 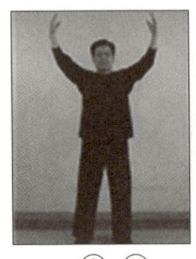 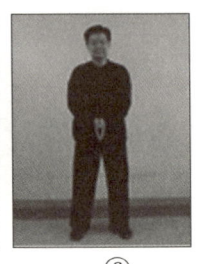

①~②　　　　　③~⑤　　　　　⑥

① 왼발을 어깨너비로 벌려서 양손의 장지와 장근을 서로 맞대고 손빛을 느끼며 무릎을 천천히 굽힌다(손빛에 집중한다).
② 무릎을 세우면서 손을 머리 위로 올리고 시선은 손빛을 향한다.
③ 마음속으로 '天~'하면서 손빛을 옆으로 천천히 늘린다.
④ 손을 천천히 옆으로 내리면서 손빛에 집중한다.
⑤ 손바닥을 땅으로 향하고 손을 천천히 아래로 내린다.
⑥ 양손의 장지와 장근을 서로 맞대고 손빛에 집중한다.

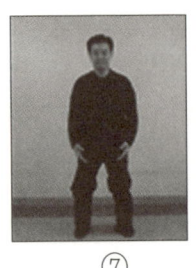 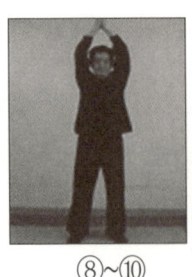 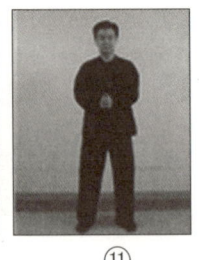

⑦　　　　　⑧~⑩　　　　　⑪

⑦ 마음속으로 '地~'하면서 무릎을 굽히고 손빛을 옆으로 늘린다.
⑧ 양손을 천천히 들어 올리며 무릎을 세운다(손빛에 집중한다).

⑨ 머리 위로 올린 양손을 서로 맞대고 손빛에 집중한다.

⑩ 양손을 천천히 앞으로 내리며 마음속으로 'ㅅ~'하면서 무릎을 굽힌다.

⑪ 마무리 동작으로 손을 모아서 손끝이 앞으로 향하게 한다.

❽ 대주천공(大周天功)

수련원리

대주천공은 기가 흐르는 통로 중 12경맥의 위치와 기가 흘러가는 방향을 바르게 인식하고, 그 위치와 방향대로 길[道]을 닦듯이 손빛으로 12경맥을 하나하나 열어서 운기시켜 나가는 수련이다. 따라서 고수들이 닦는 도[道]는 다름 아닌 대주천의 길을 닦는 운기수련이다.

   대주천공은 손빛으로 12경맥을 운기시키며 몸 전체의 탁한 기운을 발끝을 통해 밖으로 배출시키고 천지의 기운을 손으로 모아서 손빛을 강화시키는 수련이다.

   원심도 대주천공은 이론과 원리만 존재하는 뜬구름 잡기식의 난해한 수련이 아니라 실제로 운기감을 느끼며 누구나 쉽게 습득할 수 있도록 이뤄져 있다.

   여기 소개하는 대주천공은 전체 24개 동작 중에서 제1식의 4개 동작과 요령만 소개한다.

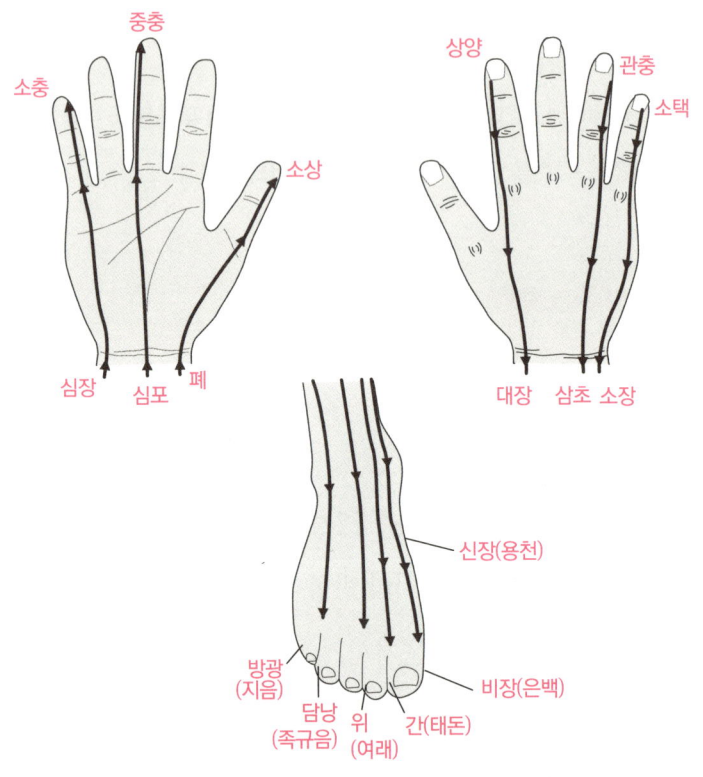

　대주천공은 먼저 경락체계의 원리를 이해하고 그에 따라서 경락과 경혈을 열고 뚫어서 운기능력을 높여 나가야 한다.
　경락의 이론적 체계는 복잡하고 어렵게 이뤄져 있으나 대주천공의 원리를 통해 단순하고 쉽게 이론적 체계를 정립시켰다.
　음경맥으로 우주의 기운을 손으로 모아서 손빛의 출력을 높이고, 손끝에서 시작되는 양경맥을 통해 온몸의 탁기를 걷어서 발끝으로 배기시킨다. 대주천공을 통해 12경맥이 활성화된 고수는 환자의 대주천을 직접적으로 운기시킬 수 있다.

대주천공의 제1식은 손의 기감과 의념력으로 경맥을 따라 운기시키고, 대주천공의 제2식은 의념력만으로 12경맥을 돌리게 된다. 경맥의 위치와 운기 방향은 정해져 있으며 일정한 자리에서 일정한 방향으로 흐르게 된다. 특히 경맥의 시작점과 종점이 손과 발에서 이뤄지면서 손과 발에 에너지의 집중도가 높아진다. 그러나 발은 탁기를 배출하는 곳이고 손은 생기를 모으게 되므로 손에서 발공력이 높아지게 되는 것이다.

따라서 몸을 정화시키고 손빛의 발공력을 높이는 대주천공 수련은 진정한 고수들의 수련법이다.

수련동작 제1식

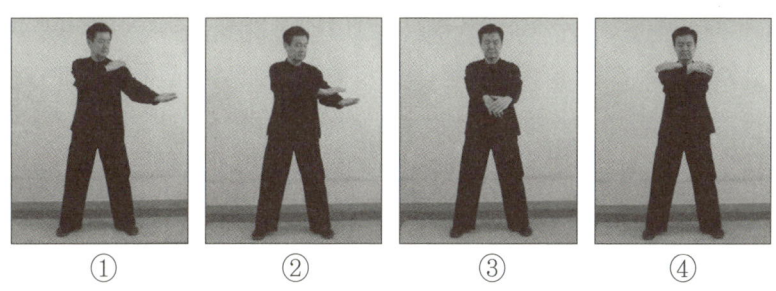

① ② ③ ④

① 오른손빛으로 왼팔의 폐경을 따라 어깨에서 손바닥을 향해 운기시킨다. 손을 몸에 접촉하지 않고 5cm 정도 간격을 띄워서 손빛으로 운기한다(이때 마음속으로 '폐

경~, 소상~'이라 호명하며 운기한다).

② 가슴의 중부혈에서 시작하여 엄지손가락의 소상혈까지 수음경맥을 따라 찌릿한 전기감을 느끼면서 천천히 운기한다.

③ 손을 바꿔서 왼손빛으로 오른팔의 대장경을 따라 머리를 향해 운기시킨다. 이때 양손을 동시에 사용하며 왼손빛은 오른팔의 대장경을 직접 운기하고, 오른손빛은 의념력과 병행하여 운기한다. 검지의 상양혈에서 머리를 향해 운기시킨다.

④ 상양혈에서 출발한 대장경을 따라 양손을 사용하여 얼굴쪽 영향혈까지 운기시킨다(마음속으로 '대장경~, 상양~'이라 호명하며 운기한다).

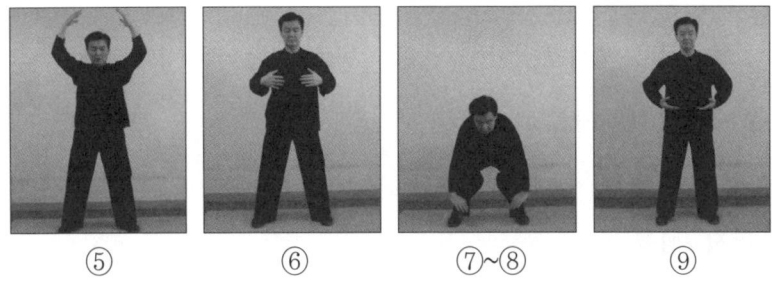

⑤　　　　⑥　　　　⑦~⑧　　　　⑨

⑤ 양손을 머리 위쪽으로 올려서 위경과 연결할 태세를 한다. 대장경과 위경은 손발의 양경맥으로 연결되어 머리를 통과하면서 탁기를 온몸에서 걷어낸다.

⑥ 얼굴의 승읍혈에서 출발하여 위경을 따라 발쪽으로 운기시킨다.

⑦ 두 번째 발가락의 여태혈까지 족양경맥을 따라 찌릿한 전기감을 느끼면서 천천히 운기한다('위~여래~'라 호명하며 운기한다).

⑧ 위경에서 비경으로 연결한다. 엄지발가락 은백혈에서 출발하여 족음경맥을 따라 가슴으로 비장경을 운기시킨다(이때 마음속으로 '비장경~, 은백~'이라 호명하며 운기한다).

⑨ 은백혈을 통해 외기를 끌어올려서 가슴의 대포혈에서 심장경과 연결할 태세를

한다. 비경과 심경은 손발의 음경맥으로 연결되어 기를 모은다.

❾ 태극공(太極功)

수련원리

태극공은 우주의 중심에서 태극형상으로 우주의 기운을 회전시키듯이 수련을 하게 됨으로써 신체의 중심인 동시에 우주의 중심인 원심불의 출력을 점차 높여나가는 수련이다. 수련을 거듭하면 손가락 끝에 긴 빛 꼬리가 연결된 것처럼 은하의 소용돌이를 온몸으로 체득하게 된다.

태극공은 음과 양으로 된 천지의 기운을 양손으로 느끼며 손빛의 출력과 치유능력을 높여나가는 수련이다. 태극공은 고수 자신이 우주의 중심으로 인식하고 태극의 이치를 몸으로 터득하여 수공력과 발공력을 높이는 고수들 궁극의 수련이다.

수련동작 제1식

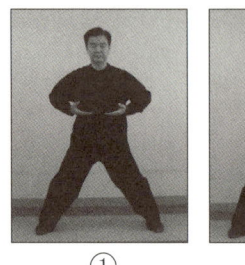 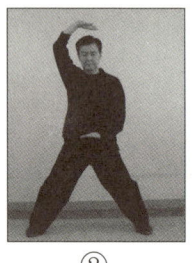 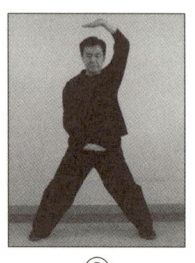

① ② ③

① 왼발을 크게 벌리고 서서 양손으로 천천히 천지의 기운을 손빛으로 끌어올려 중단전에서 멈춘다.

② 마음속으로 '天~'하며 오른손은 머리 위로, 왼손은 배꼽 아래쪽에 두고 태극 형상을 만든다. 천지의 기운을 양손으로 충분히 느끼며 손빛에 집중한다(오른손은 하늘을 떠받치고, 왼손은 땅을 누르고 있는 자세).

③ 마음속으로 '地~'하며 오른손은 배꼽 아래로, 왼손은 머리 위로 양손의 위치를 바꾼다. 양손으로 천지의 기운을 충분히 느끼며 손빛에 집중한다(왼손은 하늘을 떠받치고, 오른손은 땅을 누르고 있는 자세).

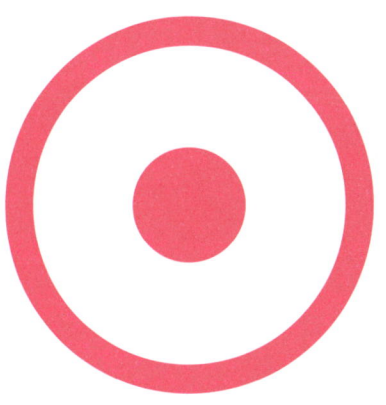

원심도는 '니는 우주의 중심이다.'라는 우주중심사상을 바탕으로 기수련의 결과물인 빛을 통해 자신의 몸과 마음을 치유한다.

> 기치료가 곧 기수련이다.
> 기수련 하듯이 기치료를 하라.

chapter 5
고수의 기치료

- 고수가 말하는 기치료 원리들
- 고수의 기치료 시술법
- 기치료 효과와 명현반응

고수가 말하는 기치료 원리들

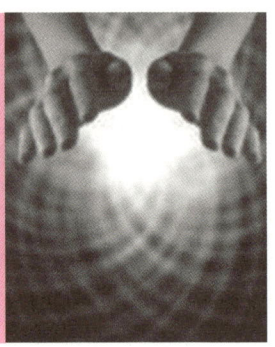

기치료는 지극히 보편적인 능력으로서 먼저 기치료의 원리를 깨우치고 그 원리대로 기치료법을 습득하면 누구나 쉽게 기치료 고수가 될 수 있다.

기치료란?

모든 생명체는 스스로 회복할 수 있는 항상성에너지의 자연치유력을 가지고 태어난다. 이러한 자연치유력을 활성화시켜 정상적인 몸을 되찾게 하는 수기(手技)법이 기치료다.

기치료는 지압과 마사지 등과 같이 환자의 몸에 손을 접촉하거나 물리적인 힘을 사용하지 않고 치유기를 연결하여 인체 각 조직의 에너지를 정상적으로 회복시키는 순수한 맨손요법이다.

우리 몸의 세포는 각각 고유의 파동을 가지고 있으며 각 장기들도 특유의 파동을 가지고 이들이 서로 화음을 이루어야 정상적으로 에너지를 회복시킬 수 있다. 그러나 각 세포와 조직의 불규칙적이고 무질서한 불협화음이 지속되면 건강을 잃고 질병으로 발전하게 된다. 이러한 신체조직의 불협화음을 치유기를 통해 조화롭게 정상적으로 회복시켜 질병을 치유할 수 있도록 도와주는 것이 기치료다.

손빛기치료에서의 치유기란 빛에너지와 의식에너지를 말하는 것으로 이미지와 집중을 통해 에너지의 출력을 높여서 치유기를 만든다. 치유기는 환부에 직접 작용하여 손상된 세포의 재생을 돕거나 기의 부조화 상태를 조화롭게 하여 자연치유력을 높여서 신체적, 정신적인 문제를 해결하는 데 도움을 준다. 따라서 기치료는 인체의 자연치유력을 활성화시켜 질병을 치유함으로써 제도권 의학의 보완요법 내지 대체요법으로 입지를 넓히고 위상을 높여나가고 있다.

당신은 이미 기치료 고수다

기치료 시술 때 치유사는 이미 기치료 고수이며 '내 손빛이 몸에 닿게 되면 어떠한 질병도 치료된다.'는 확신과 자신감으로 한 점의 의심도 없이 신념화되어 있어야 한다. 기치료를 약화시키는 가장 큰 요인은 '나는 아직 능력이 부족하다.'라는 자기비하의 자신감 상실에서 비롯된다.

인간은 누구나 천부적인 약손 정도의 치유능력을 갖고 태어난다. 그러나 그것조차도 부정하려고 하는 것이 치유능력을 약화시키는 가장 큰 요인이 된다.

자신감을 되찾는 힘, 그것은 '긍정의 힘'이다. 반복된 수련을 통해 신체의 내·외부에서 경험하게 되는 많은 기감반응들은 원래 가지고 있던 자신의 능력을 알려주는 신호일 뿐이다. 따라서 '나는 원래 기치료 고수다.'라는 자신감으로 손빛의 수준을 높여라.

기치료는 예술이다

의성 히포크라테스는 "인생은 짧고 예술은 길다 (Life is short and Art is long)."라는 말을 남기며 의술을 예술로 표현하였다. 그 이유는 잘 모르겠으나 자연치유를 강조한 그가 환자를 기계 다루듯 하지 말고 자연에 가깝게 예술의 혼을 담아서 환자를 치유하라는 의미가 담겨져 있었을 것이다. 손빛기치료는 파동치고 회전하는 손빛으로 환부의 세포와 함께 어울려서 춤을 추듯 시술을 한다. 즉 기치료 고수는 이완된 몸과 마음으로 긴장하고 굳어있는 환부의 세포에 손빛을 연결하여 부드럽게 파동치고 회전하는 자연치유법으로 시술을 하게 된다.

빛의 성질을 치유에 이용하라

사람은 자연의 빛으로부터 생명과 건강에 절대적인 영향을 받고 있다. 특히 빛은 얼음을 녹이고 곰팡이를 사라지게 하는 성질이 탁월하다. 질병을 얼음과 곰팡이로 인식하고 빛으로 얼음을 녹이고 곰팡이를 사라지게 하는 기치료의 원리를 기억하라. 빛으로 어떠한 질병도 치유할 수 있다는 자신감으로 충만된다.

손빛의 본질은 파동이다

잔잔한 호수에 돌을 하나 던져보자. 돌을 던진 자리를 중심으로 원심이 생기며 둥근 모양의 물결이 점차 호수 가장자리로 퍼져 나가는 것을 알 수 있다. 이렇게 원심자리에서 생긴 물결의 진동이 가장자리로 퍼져 나갈 때 이것을 파동이라 한다. 그리고 가장자리로 퍼져 나가는 물결 위에 나뭇잎을 하나 띄워보면 나뭇잎이 가장자리로 나아가지 않고 한 곳에서 너울대는 모습을 볼 수 있다. 그러므로 물결의 파동은 물과 같은 매개체를 이동시킬 수는 없지만 파동 에너지는 멀리 보낼 수 있다.

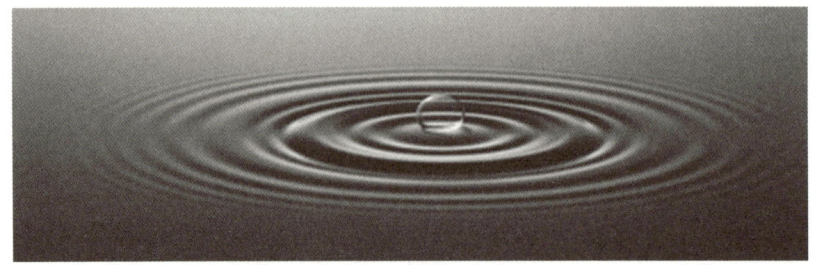

　보이는 나뭇잎은 이동하지 않지만 보이지 않는 파동에너지는 파동의 원천지에서 무한대로 퍼져 나가듯이 고수의 손빛은 보이지 않는 파동으로 환부와 연결되어 기치료의 무한 작업이 이뤄지는 것이다. 또한 기수련에서 인체의 관절을 중심으로 팔, 다리, 허리, 목 등을 회전시키면 파동이 일어나면서 몸 전체로 파동 에너지가 퍼져 나가는 수련의 원리도 마찬가지다.

치유의 빛은 스스로 찾아간다

치유사는 환자와 치유기를 연결할 때 '기를 보낸다.' '기를 준다.' '기를 넣는다.'는 따위의 말들은 기억에서 지워라. 그렇지 않으면 치유사의 에너지 고갈을 초래한다.

　손빛기치료를 할 때 손빛을 그서 치유 부위와 연결만 하고 간섭하지 마라. 치유의 빛은 환자의 어디를 어떻게 치료해야 할지 이미 다

알고 스스로 알아서 찾아간다.

치유의 대상을 빛덩어리로 인식하라

환자를 바라볼 때 환자의 몸을 단순한 빛덩어리로 생각하라. 환자에 대한 두려움과 염려가 사라지고 빛이 빛을 치유하는 것을 지켜보게 될 것이다. 실제로 우리 몸은 세포 너머에 있는 원자·전자가 진동을 일으키며 빛을 발광하는 빛 뭉치로 이뤄져 있다.

원심불과 손빛을 하나의 통로로 연결하라

원심불은 외기를 수공하여 축기하고, 원심불과 연결된 손빛으로 외기를 흐르게 한다. 원심불과 손빛이 직통으로 연결되었다고 인식하게 되면 손빛은 더욱 강렬해진다.

    실제로 원심불이 있는 하복부와 손빛이 있는 손바닥은 혈관조직, 신경조직, 경락계 등으로 촘촘하게 긴밀히 연결되어 있다.

날숨으로 손빛을 증폭시켜라

손빛기치료에 있어서 날숨은 대장간의 풀무질과 같다. 날숨을 통해 손빛을 증폭시키고 충전시켜라. 손에 의식을 모으고 '호~'하는 소리 숨을 길게 내쉬면 찌릿한 전기감과 따뜻한 열감을 느끼며 손빛의 출력이 증폭된다. 왜냐하면 날숨과 연결된 부교감신경은 에너지 충전기능과 증폭기능이 있기 때문이다.

몸과 마음을 이완하라

'기치료를 잘 해야겠다.' '기치료가 잘 안 되면 어떡하지?'하는 치유 결과에 대한 염려와 걱정은 몸과 마음을 긴장시킨다. 기치료에 있어서 긴장은 절대 금물이다. 긴장은 신경과 기의 흐름을 차단하고 왜곡시킨다. 반대로 이완은 기의 흐름을 활성화시키고 에너지를 증폭시킨다. 고수는 이완기술이 몸에 자연스럽게 배어 있어야 한다.

혀끝을 입천장에 붙여서 소주천을 연결하라

혀는 인체의 정중선을 따라 도는 임맥과 독맥의 스위치 역할을 한다. 기공에서 말하는 소주천이란 임맥과 독맥을 타원형으로 이어놓은 것을 가리킨다. 소주천은 인체의 기를 흐르게 하는 저수지의 주(主) 농수로에 해당되며, 소주천에서 12경맥의 대주천을 통해 오장육부로 저수지의 기를 보내게 된다. 따라서 먼저 소주천의 기가 잘 돌아야 온몸의 기운이 활성화된다. 항문이 닫혀 있으면 누구에게나 소주천의 기본적인 소통은 이루어진다. 그리고 혀끝을 입천장[윗니뿌리]에 닿게 하면 소주천의 흐름은 활성화된다.

항문은 닫혀 있고 혀끝만 붙이면 누구나 소주천은 통하기 마련인데 많은 사람들이 미혹에 빠져서 안타깝게도 소주천을 뚫는 데 시간과 에너지를 헛되이 낭비하고 있다. 만약 소주천이 막혀 있다면 생명 유지가 어려울 것이다.

고수는 기수련과 기치료 시술뿐 아니라 평상시에도 혀끝을 늘 입천장에 붙이는 것이 습성화되어 있어야 소주천을 통해 활기찬 몸을 유지할 수 있다.

공명의 원리에 충실하라

손빛기치료는 환자한테 치유기를 일방적으로 넣어주는 것이 아니라 환자의 빛[=진동]이 살아나도록 도와주는 공명의 원리에 따른다.

기치료 시술 때 시술자가 종종 자신의 몸을 다치거나 치료 결과에 만족하지 못하는 경우는 기를 환자에게 일방적으로 보내려는 시술자의 의식 때문이다. 즉 시술자의 내기(內氣)를 환자에게 넣어준다는 것이 의식화되어 있으면 시술 결과가 부정적으로 나타나게 된다.

고수는 강력한 손빛으로 환자의 몸과 공명을 이루는 공명장 치유법으로 철저하게 의식화되어 있어야 한다. 기치료로 환자와 더불어 고수의 에너지도 활성화될 수 있기 때문이다. 따라서 손빛기치료는 마이너스(-)치유법이 아닌 플러스(+)치유법으로 기치료로 인해 고수의 에너지가 소진되는 것이 아니라 오히려 고수의 에너지(E)를 활성화시키는 아래의 등식이 성립된다.

> 고수(E2) + 환자(E1) = 공명(E3) ⇒ 고수(E3) ⇔ 환자(E3)

시술자와 환자의 의식을 동조화하라

기치료 시술 때 시술자의 손빛 진동수에 따라 환자의 진동수는 서로 동조된다. 의식도 마찬가지로 시술자가 치유하고자 하는 마음을 작동시키면 환자의 의식파동과 동조된다. 반대로 부정적인 생각이 작동되면 환자와 부정적으로 의식이 동조된다. 따라서 고수가 '치유가 잘 되었으면 좋겠다.'고 하는 치유의 파동을 환자에게 보내면 고수와 환자는 치유파동으로 동조화되면서 치유시간이 단축된다.

언제 어디서나 내가 우주의 중심임을 잊지 마라

중심이란 물리학적 개념으로 모든 에너지가 한가운데로 집중된다는 뜻이다. 예를 들어 울퉁불퉁하게 생긴 돌은 무게 중심 쪽으로 에너지가 몰리면서 돌의 형태를 유지한다. 거대한 우주를 지탱하고 유지시키는 것도 우주의 중심으로 에너지가 집중되기 때문이다. 고수는 언제 어디서나 늘 자신이 우주의 중심임을 자각하고 우주에너지가 자신에게 집중된다는 것을 확신한다.

운기의 도구는 의념력이다. 반드시 기억하라

의식은 기를 움직이는 도구 중 하나다. 기가 빠져나간다고 생각하면 기가 빠져나가고, 기가 들어온다고 생각하면 기가 들어오게 된다. 그리고 기를 저장하려면 특정한 곳에 의식을 집중한다. 생각과 의식의 힘이 의념력이다. 의념력이 움직이는 곳으로 기는 따라 움직이고 의념력이 머무는 곳에 기는 저장된다. 고수의 의념력은 태산도 움직이고 땅속 용암도 출렁이게 한다.

심상을 치유에 적극 활용하라

상상의 이미지는 불가능을 가능케 하는 초월적인 강력한 힘이다. 고수는 환자의 몸에 손빛을 연결하고 완치된 모습을 이미지로 반복해서 떠올린다. 고수의 뇌는 완치된 이미지를 진짜로 인식하고 반복의 마력은 잠재능력을 작동시켜서 초월적인 치유의 힘을 발휘하게 된다.

손빛타법으로 기치료 효과를 배가시켜라

손바닥의 장심을 오목하게 하여 손목스냅으로 환자 몸 전체의 뼈와 관절을 손빛으로 두드려라. 뼈가 진동을 일으키며 골수에 쌓인 습기, 열기, 냉기가 빠져나올 것이다. 이러한 뼛속의 탁기들은 기치료를 어렵게 하는 요인으로 작용한다. 따라서 손빛타법은 기치료를 효율적으로 할 수 있도록 도와주며 기치료 효과를 배가시킨다. 고수는 손빛타법의 달인이다.

기치료에 대한 믿음과 신념으로 무장하라

기치료 결과에 대한 신념과 믿음의 크기는 치유 효과와 비례한다. 99.9%도 부족하다. 100%의 확신을 가져라. 자신의 능력을 믿는 만큼만 기치료 능력을 발휘한다는 것을 반드시 기억하라.

손빛으로 환부에 빛이 밝아진다고 상상하라

손빛으로 환부가 환하게 밝아지고 진동수가 높아진다는 것을 진실로 믿어라. 환부는 몸속 어둠에서 빛을 원하고 빛을 기다리고 있다. 손빛을 연결하면 환부의 세포들은 빛을 반기며 춤추고 좋아서 어쩔 줄 몰라 한다. 밝아진 얼굴빛을 보고 건강을 짐작하듯이 빛으로 밝아진 환부는 건강의 징표다.

원격치유에 대해서 확신하라

기치료는 시·공간을 초월하는 4차원의 치유법임을 기억하라. 공간과 시간에 상관없이 원격치유는 일반적인 기치료와 똑같이 치유작용이 일어나게 된다. 그리고 때에 따라서 원격치유가 더 효과적인 결과를 만들어내는 경우도 종종 있다. 중요한 것은 원격치유에 대한 두려움을 걷어내고 치유에 대한 확신을 갖는 것이다. 고수는 원격치유 효과의 경이로움에 기치료의 자긍심을 느끼고 인간의 무한능력에 겸손해 한다.

조력자를 활용하면 치유 효과는 배가된다

기치료 능력을 전수받은 지도기공사를 조력자로 인정하고 언제 어디서나 조력자의 손빛을 자신의 손위에 올려놓고 치유작업을 함께 하라. 단 조력자를 사람의 형상으로 떠올리지 말고 빛으로 인식하라. 조력자를 활용하면 치유의 효과는 배가된다.

집중력의 15분 벽을 돌파하라

집중력은 에너지를 증폭시키고 인간의 한계를 뛰어넘는 초월적인 능력을 발휘케 하는 마력을 가졌다. 돋보기로 빛을 집중시켜 종이와 나무에 불을 붙이듯 기치료에서의 집중력은 기치료의 전부라 해도 과언이 아니다.

　기치료 시술에서 집중력이 흩어지면 에너지가 분산되어 고농도 치유기를 만들 수 없다. 집중력 유지법에서 15분을 마의 벽이라 하며, 15분 벽을 돌파하면 집중시간에서 자유스러워진다. 즉 마음먹은 시간대로 집중력을 유지할 수 있으며, 집중에 따른 새로운 세상을 경험하게 된다.

다른 치유법들과 결합해도 무방하다

기치료는 지압, 마사지, 안마, 경락 등 어떠한 수기(手技)요법들과 자연스럽게 결합해서 사용할 수 있다.

또한 한방의 침술과 양방의 물리치료와도 무리 없이 연결시켜 시너지 효과를 높일 수 있다. 그리고 현대의학의 내·외과 질환 치료와 병행 치유를 해도 긍정적인 결과를 기대할 수 있다.

긍정의 파동으로 치유하라

고수는 환자의 병이 진심으로 낫기를 바라는 마음으로 아픈 부위에 손빛을 연결하여 긍정적 파동에너지를 보내게 된다. 일반적으로 질병의 원인은 병원체균, 바이러스, 외상 등 외부적인 문제에서 온다고 생각하는 경우도 있겠지만, 사실은 외부에서 비롯되는 경우보다 스트레스 등 내부의 문제에서 생기는 경우가 더 많다고 한다. 어떤 연구기관의 조사에 의하면 스트레스로 인한 기능성질환, 즉 '신경성질환' '과민성질환'이 전체 질병의 약 60%를 차지한다고 한다. 결과적으로 의식이 문제인 것이다. 따라서 우리 몸의 질병은 스스로 내부의식의 부정적 파동이 만들어낸 경우가 대부분이다. 흔히 말하는 "스트레스가 만병의 근원이다." 라는 말과 일맥상통한다.

고수는 기치료를 통해 긍정적인 파동으로 부정적인 파동을 순화시켜 환자를 정상적으로 회복시키고 유지하도록 도와준다.

기치료는 진동치료라는 것을 기억하라

모든 물질은 각자 고유 진동수가 있기 마련인데 병에 걸린 세포는 불규칙한 진동과 나홀로 진동으로 건강한 세포의 진동에 영향을 주게 된다. 인체의 각 장기도 그들만의 고유한 진동수를 가지고 있다. 바로 이런 진동의 메커니즘을 이해하고 활용해서 질병을 치유하는 것이 손빛기치료다. 그리고 기분이 좋거나 나쁠 때, 즉 우리의 마음이 변화를 일으킬 때마다 각 기관의 조직 세포들의 고유 진동수도 변하면서 몸에 이상을 일으키게 된다. 이러한 진동의 관점에서 보면 질병이나 노화가 일어나는 출발점은 원자나 양자 수준 이하의 진동이 흐트러져서 생기는 것으로 볼 수 있다.

고수는 알파파 손빛의 진동으로 환자의 불규칙적인 진동을 최적화시켜주는 기치료를 하게 된다.

탁기 제거를 우선하라

기치료에서는 병의 원인을 대체적으로 기의 흐름이 왜곡된 것으로 본다. 인체 내에 기의 흐름이 왜곡되는 것은 사기 또는 탁기 때문이며 탁기는 인체 내 환경오염의 주범으로 지목된다.

탁기는 인체 활동에서 자동 발생적으로 생성되는 물질이다. 더불어 인체는 탁기의 기본적인 자동정화능력도 갖추고 있다. 그러나 정화능력에 문제가 생겼거나 과다한 탁기 생성으로 정화능력이 감당하지 못할 경우 질병으로 발전할 소지가 있다.

고수는 몸 내·외부의 탁기를 효과적으로 제거하는 방법을 알고 있으며, 기치료에서 가장 치중하는 부분이 탁기 제거다.

항상성 작용을 기억하라

우리 몸은 **뼈**가 삐끗했거나 상처 같은 비정상을 원하지 않는다. 인체는 늘 정상적인 최적의 건강상태를 유지하려는 성질이 있다. 이것을 항상성(恒常性)이라 한다. 기치료는 궁극적으로 이러한 인체의 항상성작용에 따른다.

사람은 태어날 때부터 누구나 항상성을 갖고 태어나며 항상성에너지가 소멸되면 생도 마감하게 된다. 항상성은 사람이 생명을 유지하기 위해서 늘 가장 알맞은 조건을 만들어 주도록 설계되어 있고 프로그램 되어있다. 예를 들어 혈당이나 혈압, 체온을 정상적으로 유지해야 생명을 유지할 수 있다는 프로그램이 여기에 해당된다.

몸을 지탱하는 이러한 항상성의 힘이 우리 몸의 자연치유력이다. 이러한 자연치유력에 문제가 생기면 항상성이 작동되지 않아 질병을 일으키게 되는 것이다. 고수의 기치료는 이러한 자연치유력을 회복시켜서 우리 몸의 항상성에너지가 정상적으로 작동할 수 있도록 도와주는 것이다.

노터치 공간법 사용을 원칙으로 하라

손빛기치료는 수지법과 공간법 또는 원격치유를 원칙으로 하므로 환자의 몸을 문지르고 밀고 당기고 누르고 하는 마사지나 지압 등과는 근본적으로 차별화된다.

정통 기치료 시술법은 피부와 일정한 거리를 둔다든지 손 무게만큼만 손을 살짝 올려놓고 시술하는 것이 원칙이다.

마사지나 지압 등으로 신체 부위에 물리적인 압박을 주게 되면 인체는 긴장되면서 방어기전이 작동되어 기가 흐르는 경락이 서로 협착되어 오히려 기혈의 흐름을 방해하게 되는 부작용을 초래할 수 있다.

또한 경혈점은 침끝이 설 수 있는 아주 미세한 자리이므로 함부로 꾹꾹 누르게 되면 혈자리가 경직되거나 막히게 되므로 없던 병도 생길 수 있고 기존의 병을 악화시킬 수도 있다.

기혈이 흐르는 경락은 물길과 같이 일정한 방향을 두고 흐른다. 올바른 기치료법은 경락에 치유기를 연결하여 기혈이 자연스럽게 흐르는 방향대로 스스로 흘러가도록 도와주는 것이다.

기치료 고수는 접촉법보다 공간법 치유가 더 효과적이라는 것을 경험적으로 알고 있으며 손빛을 그저 환부와 연결만 시킨다.

고수의 기치료 시술법

고수는 가장 효과적이고 효율적인 기치료 시술법을 구사할 줄 알아야 한다. 또한 자신을 외부의 탁기로부터 방어하고 내부의 에너지 고갈을 막을 수 있는 대비책을 갖추어야 한다

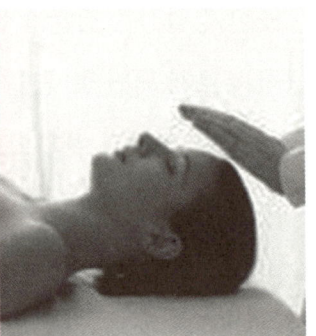

기치료 시술 시작하기

손빛의 출력을 높이고 기치료 시술법을 익힌 다음 먼저 자신의 몸에 손을 올려놓고 치유를 시작하는 것이 기치료 시술의 첫 단계다. 그 다음 가족들처럼 기치료 결과에 부담 없는 사람들을 상대로 기치료를 시도해보면서 점차 자신감을 키워나가는 것이 좋다. 그리고 주변 사람들로 치유대상을 점점 확대해 나가는 것이 임상시술의 수준을 높이는 바람직한 기치료 방법이다.

임상시술을 통해 기치료 결과가 자신의 기대치에 도달하기 시작

하면 자신감으로 인해 기치료의 완성도는 점점 높아지게 된다. 따라서 기치료에 대한 자신감은 점점 커지고 두려움은 점차 사라지면서 손빛은 더욱 강렬해진다.

완성도 높은 기치료 능력을 원하면 기수련과 기치료 임상시술을 병행하는 것이 좋다. 다시 말해 선(先)기수련, 후(後)임상시술이 아니라 기수련과 임상시술을 병행하여 반복함으로써 기치료 완성도를 더 높일 수 있다.

임상시술 경험 없이 기수련만으로 기치료 능력자가 될 수 없다는 것을 고수는 경험적으로 알고 있다.

기치료 시술순서

기치료를 정해진 기준과 순서에 따라 시술하게 되면 보다 안전하고 효과적인 치유 결과를 얻을 수 있다. 일련의 시술순서를 따르지 않고 환자 몸 위에 함부로 손을 올려놓고 기치료를 하게 되면 시술자는 환자의 탁기로부터 자유로울 수 없으며, 탁기의 역류현상과 시술자의 에너지 고갈을 초래할 수 있다. 따라서 시술순서를 무시하고 마구잡이식 기치료를 하게 되면 자칫 시술자의 몸을 다칠 수 있으며 효과적인 기치료를 기대하기 어렵다.

무질서하고 원칙 없는 기치료로 인해 자신의 몸에 문제를 경험한 시술자들은 기치료에 부정적인 시각을 갖게 된다. 특히 수련의 대가 없이 타고난 능력이라 주장하는 신기(神氣) 있는 시술자들은 대부분 자기수련 없이 시술순서를 무시하는 경향이 있다.

정통 기치료 고수들이 시술하는 기준과 순서에 따라 기치료를 하게 되면 보다 효과적이고 안전한 기치료를 기대할 수 있다.

1 기치료 준비자세

환자를 기치료 하기 전에 먼저 시술자는 자세를 가다듬고 몸과 마음의 이완이 필요하다. 그리고 편안한 분위기에서 가장 효율적인 치유가 이뤄질 수 있도록 노력해야 한다.

고수 따라하기

① 환자를 편안히 자리에 눕게 하고 손바닥을 하늘로 향하게 하라.
② 환자는 눈을 감는 것이 좋으며 편안한 마음을 유지하라.
③ 시술자는 누워있는 환자의 왼쪽에서 치유작업을 하라.
④ 환자의 몸에 손빛을 연결하기 전에 잠시 원심호흡을 하며 외기와 연결하라(시술자 자신이 우주의 중심이라 생각한다).
⑤ 시술자는 마음속의 모든 생각을 지워라.
⑥ 환자에게 몇 차례 숨을 길고 부드럽게 내쉬라고 말하라.
⑦ 시술자는 자신의 어깨, 팔, 손에서 모든 긴장을 제거하라.

2 탁기 제거

몸의 통증이나 염증은 사실상 몸 안팎의 탁기[냉기, 습기, 열기]로 인해 기혈의 순환이 방해를 받는 데서 비롯된다. 예를 들어 냉기는 수족냉증, 소화장애, 산후풍, 각종 통증을 발생시킨다. 열기는 두통, 화병, 피부염 등의 각종 염증을 일으킨다. 뼈와 관절의 질환은 냉기와 습기로부터 비롯된다. 이러한 탁기는 기혈순환이 원활하지 못하면 또다시 재생산되는 악순환으로 통증이나 염증 등을 더욱 악화시키게 된다.

따라서 기치료는 먼저 환자의 내·외부에 있는 탁기를 제거한 다음 본격적인 시술을 하여야 보다 효과적인 치유 결과를 얻을 수 있다. 이러한 탁기 제거는 첫째, 내장기관과 연결된 몸 외부의 탁기를 제거하고 둘째, 뼛속과 관절에 있는 몸 내부의 탁기를 제거하는 두 가지 방법을 사용한다. 외부와 내부의 탁기 제거만 잘해도 기치료의 50%는 달성할 수 있다.

● **외부 탁기 제거법**

뇌와 이목구비, 오장육부 등에서 생성된 탁기는 몸 외부로 발산되어 오라장을 오염시킨다. 따라서 양손으로 머리에서 발끝까지 탁기와 연결된 오라장을 정화시키면 뇌, 이목구비, 오장육부의 탁기를 효과적으로 제거할 수 있다.

> 고수 따라하기

① 환자를 자리에 눕게 한 다음 시술자는 환자의 왼쪽에 자리한다.
② 환자의 발쪽에 탁기를 버릴 가상의 구멍을 만든 다음 그 구멍은 땅속 깊이 용암과 맞닿아 있다고 생각한다.
③ 손을 환자의 몸과 5~10cm 공간을 두고 머리에서 발쪽으로 탁기를 걷어서 가상의 구멍에 버린 다음 용암에 녹아버린다고 생각한다.
④ 시술자는 오른손부터 시작하여 왼손을 이어서 타원형을 그리며 손바람을 일으키지 않고 부드럽게 기감을 느끼며 환자의 머리에서 발쪽으로 탁기를 제거한다 (5분 이상 반복한다).

● **내부 탁기 제거법**

뼛속에 있는 탁기는 습기, 냉기, 열기로 존재하며 외부의 오라장 정화로는 제거가 안 되므로 '손빛타법'으로 뼈와 관절을 두드려서 진동을 일으켜 탁기를 제거한다.

'손빛타법'은 뼈세포를 진동시켜 기혈이 잘 돌게 하고, 냉기와 습기·열기 등을 내보내며, 저리고 아픈 마비감을 없애는 데 효과적이다. 그리고 말초신경의 흥분성을 낮추어 신경통을 완화시킨다. '손빛타법'의 또 다른 작용은 두드리는 손의 이완효과이다. 손으로 환자의 몸을 두드리게 되면 자연스럽게 시술자의 어깨, 팔, 손목관절이 이완되면서 치유기의 흐름을 좋아지게 한다.

> 고수 따라하기

① 오른손을 이용해서 손빛타법으로 몸 전체의 뼈와 관절을 충분히 골고루 두드려서 뼛속과 관절 마디에 스며있는 습기와 냉기, 열기를 진동시켜서 제거한다.
② 오른손을 살짝 오므려서 공간을 만들어 손빛의 공기압 진동이 환자의 뼈와 관절

에 전달되도록 두드린다.
③ 두드릴 때는 어깨에 힘을 주지 않고 손목 스냅을 이용하여 가볍게 손을 던지듯이 손가락을 오므리고 펼치며 강약으로 두드린다.
④ 손빛타법의 시간제한은 없으며 몸 전체의 뼈와 관절을 충분히 두드려서 진동시켜주는 것이 좋다.

3 손빛기치료 시술법

환자 몸 안팎의 탁기를 제거한 다음 본격적인 기치료 임상시술을 시작한다. 시술자는 먼저 환자의 어디가 어떻게 아픈지 환부와 그 상태를 정확하게 알고 있어야 한다. 예를 들어 소화장애가 있을 경우 위나 대장의 문제인지 아니면 간이나 췌장에서 비롯된 것인지 그 원인을 정확하게 알아야 효과적인 기치료가 될 수 있다. 그리고 척추에 문제가 있을 때도 경추 몇 번, 또는 요추 몇 번 등의 문제 부위를 정확하게 알고 손빛을 연결해야 치유 효과를 볼 수 있다. 그렇지 않으면 오진한 곳으로 치유기가 연결되면서 기치료의 효율성이 떨어지게 된다.

　손빛의 치유기는 시술자가 환자의 질환을 파악하고 있는 그대로 시술자의 의식에 따라 어디를 어떻게 치유해야 할지 알고 치유기가 알아서 찾아간다. 따라서 고수는 환자의 몸에 치유기를 연결하고 손빛에만 치중하고 있으며 손빛의 변화무쌍한 기운을 즐기듯이 올려놓는다.

● **치유 포인트 찾기**

기치료에 있어서 손빛을 올려놓는 가장 기본적인 치유 자리는 직접적인 통증이나 이상 부위인 아시혈(阿是血)과 특정한 혈자리인 경맥혈(經脈血)의 두 자리 치유 포인트가 있다.

먼저 아시혈에 손빛을 연결해서 올려놓는 직접적인 기치료법은 누구나 치유점을 쉽게 찾아서 시술할 수 있는 장점이 있다. 그리고 특정한 치유점인 경맥혈에 손빛을 연결하여 시술하는 간접적인 방법은 경맥과 경혈에 대한 이해가 필요하다.

아시혈과 경맥혈 치유법은 둘 다 효과적인 면에서 명확하게 우열을 가리긴 어렵지만 고수들은 주로 경맥혈을 치유 포인트로 즐겨 사용한다.

● **경맥혈과 질환별 치유점 찾기**

- **백회** – 송과체, 에너지 충전
- **인당** – 뇌하수체, 이목구비, 머리
- **천돌** – 갑상선, 기관지
- **전중** – 흉선, 심장, 폐, 유방
- **중완** – 췌장, 위, 간, 담, 비장
- **신궐** – 부신, 신장, 대장, 소장, 십이지장
- **중극** – 전립선, 방광, 성기능, 자궁

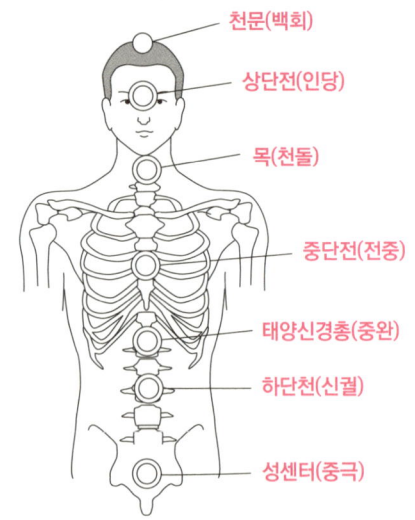

● **손 사용법**

기치료에서 손을 쓰는 법은 환부의 크기와 위치에 따라 손바닥과 손가락의 사용법이

달라진다. 고수의 손바닥은 장심인 노궁혈을 중심으로 손빛이 소용돌이치며 강한 치유기를 발공한다. 손은 손빛이 소용돌이치는 방향으로 의지와 상관없이 자전한다. 그리고 고수의 손가락 끝에는 엄지의 소상혈, 중지의 중충혈, 소지의 소충혈을 중심으로 손빛이 소용돌이치며 치유기가 발공된다. 손가락 끝은 자율진동을 일으킨다. 고수는 환자의 몸에 손바닥을 접촉하지 않고 공간을 두고 시술하는 것을 원칙으로 하며 손가락은 살짝 접촉하거나 공간을 두고 시술하기도 한다.

- **고수의 손바닥 사용법**

단수법 : 오른손을 환부나 경맥혈에 올리고 왼손은 오른손보다 높게 자세를 취한다. '호~'소리호흡과 함께 치유점에 올려놓은 오른손빛에 집중한다. 고수들은 주로 단수법을 사용하지만 쌍수법과 대수법도 병행하여 사용한다.

쌍수법 : 오른손은 환부나 경맥혈에 올리고 왼손은 오른손등에 공간을 두고 올리거나, 두 손을 나란히 환부나 경맥혈에 올린다. '호~'소리호흡과 함께 치유점에 올려놓은 손빛에 집중한다.

대수법 : 두 손을 환부나 경맥혈을 향해 마주보게 한다. 양쪽 손빛이 서로 연결되었다고 의념한다. '호~'소리호흡과 함께 치유점에 올려놓은 손빛에 집중한다. 뼈 교정법에 주로 사용한다.

- **고수의 손가락 사용법**

단지법 : 중충혈이 있는 중지와 소상혈의 엄지를 선택해서 하나를 사용한다. 손 무게만큼만 치유점에 올려놓고 '호~'소리호흡에 손가락 한마디 정도 치유점에 들어갔다고 의념한다.

삼지법 : 엄지, 검지, 중지를 모아서 치유점 위에 손 무게만큼만 올려놓고 '호~' 소리

호흡에 손가락 한마디 정도 들어갔다고 의념한다.

전지법 : 다섯손가락 전체를 모아서 치유점 위에 손 무게만큼만 올려놓고 '호~' 소리 호흡에 손가락 한마디 정도 들어갔다고 의념한다.

● 의식 유지법

고수는 의식을 집중하는 데 특별한 능력이 있다. 기치료 시술 중 손빛에 집중할 수 있는 시간이 최소한 15분은 유지된다. 이러한 고도의 집중력은 실전 원심도 수련을 통해 습득한다.

의식집중은 손빛을 증폭시키고 의념력을 높이는 강력한 수단이며 기치료 시술법의 가장 핵심적인 요소다.

고수들은 의식집중 유지를 위해 심상법과 호흡법을 동시에 연결해서 사용한다. 심상법으로 손빛을 생생하게 떠올리고, 소리호흡('호~')을 연결하여 의식의 집중력을 높이고 손빛을 강렬하게 만든다. 또한 소리호흡은 고수의 몸과 마음을 이완시키는 데 탁월하다.

고수는 자신이나 환자의 몸을 살과 뼈로 합쳐진 유기체로 인식하지 않고 원자와 전자로 뭉쳐진 빛 덩어리로 의식한다. 그렇게 인식하면 손빛의 존재감이 높아지고 빛으로 빛을 치유하는 의식이 명료해진다. 고수는 기치료의 긍정적인 결과를 절대적으로 확신한다. 그리고 고수는 기치료 결과에 대하여 의식하지 않는다. 기치료 결과를 염려하고, 기치료 결과에 대한 지나친 집착은 치유사의 몸과 마음에 긴장을 초래할 뿐 기치료의 완성도를 떨어뜨리는 장애가 된다. 고수는 기치료에 대한 긍정적 의식으로 철저하게 무장되어 있어야 한다.

● **기치료 시술순서 요약**

① 준비자세 : 고수는 환자가 누워있는 왼쪽에 서거나 앉아서 기치료 시술을 할 몸과 마음의 준비를 한다.

② 탁기 제거 : 환자의 발쪽에 상상의 구멍을 만들어 외부와 내부의 탁기를 충분히 제거하여 지구 용암과 맞닿은 가상의 구멍에 폐기한다. 그리고 손빛타법으로 전신의 뼈와 관절을 충분히 두드려 준다.

③ 손빛치유 : 환자의 이상 증세를 정확히 파악하고 손빛을 적절하게 사용한다.

④ 마무리 : 손빛치유까지 마치면 탁기 제거를 다시 한 번 더해주고 기치료를 마무리 한다.

고수의 원격 기치료법

원격 기치료법은 고수가 멀리 떨어져 있는 환자에게 손빛을 연결해서 치유하는 원거리 치유법이다. 원격치유는 시공간을 초월한 4차원적 치유법으로 시공간 제약 없이 치유가 가능하다.

원격치유는 환자를 직접적으로 의식하지 않고 시술하기 때문에 치유사의 긴장도가 떨어지면서 오히려 효과적인 치유가 될 수도 있다. 따라서 원격치유는 때로는 우리가 생각하는 그 이상의 놀라운 치유 효과를 나타내기도 한다.

원격치유라고 해서 대상이 꼭 보이지 않는 곳에 존재한다는 것만은 아니다. 시술자와의 거리가 1.5m 이상 떨어져 있으면 그것은 원격치유라 해도 무방하다. 왜냐하면 사람의 오라장이 몸 바깥에 약 60cm 정도 나와 있으므로 시술자와 환자의 오라장을 직접적으로 연결하는 거리(120cm) 너머에 있을 때는 파동의식으로 빛이 서로 연결된다고 볼 수 있기 때문이다.

앞장에서 설명하였듯이 우주 만유는 각각 빛과 파동으로 된 고유의 에너지장을 갖고 있으며 이들은 다시 거대한 하나의 우주 에너지장으로 연결되어 있다.

지구는 인간을 포함하여 모든 생명체가 같은 대기권 안에서 공기를 공유하며 서로 파동으로 연결되어 있는 공동체적인 공간이다. 따라서 지구공간의 생명체 모두는 무의식적으로 서로 파동 치며 통하고 있다.

우주의 '하나장' 내에서 동일한 파동수를 유지하면 원거리에서도 텔레파시로 서로 뇌파에 영향을 미치게 된다. 이러한 하나장 이론을 이용한 것이 원격 기치료법의 기본원리다. 따라서 원격치유는 시술자가 원거리에 있는 환자를 치유하고자 하는 생각만 가져도 둘 사이에 파동이 연결되어 치유기가 작동하기 시작한다.

손을 올려놓는 대상물은 환자의 인물사진이나 X선 필름을 이용할 수 있다. 아니면 백지 위에 아픈 부위를 떠올리며 동그라미를 그려서 손빛을 연결하면 된다. 그리고 디지털 시대에 맞춰서 스마트폰에 환자의 사진을 저장하여 스마트폰 위에 손빛을 연결하여 치유작업을 하기도 한다.

> **고수 따라하기**
> ①환자와 시간 약속을 해서 환자를 약 30분 동안 움직이지 않고 가만히 자리에 누워 있거나 의자에 기대 앉아 있도록 한다.
> ②고수는 원격치유 환자의 어디가 어떻게 아픈지를 정확히 알고 기치료를 시작한다(원격치유 중 환자는 잠을 자도 상관없다).
> ③환자의 사진이나 그림 또는 스마트 폰 위에 손빛을 연결한다(멀리있는 환자를 의식하지 않고 손빛을 의식한다).
> ④'호~'소리 호흡을 유지하며 손빛에 집중한다.

고수의 무의식 정화 기치료법

과거에 겪었던 개인적인 사건 사고들은 의식에서 일어나는 기억과 상관없이 모두 무의식에 저장된다고 한다. 즉 지나간 사건사고들을 자신이 기억하고 있든 없든 빠짐없이 무의식세계에 차곡차곡 쌓이게 된다는 것이다. 그리고 어느 날 무의식이 임계점에 도달하면 쌓였던 부정심(不淨心)이 폭발하면서 몸과 마음에 문제를 일으키게 된다는 것이다.

무의식을 주관하는 뇌는 스스로 폭발하지 않고 부정적인 응어리들을 몸과 마음에 몰래 배출시키면서 심인성(心因性)질환을 일으키게 한다. 특히 우울증이나 불면증, 공황장애, 신경성 두통과 소화장애, 비기질적 오십견 등은 심인성질환으로서 무의식을 정화하는 기치료를 일정기간 받으면 누구나 치유 가능하다.

파동의학적인 관점에서 무의식에 내재된 사건사고들은 거칠고 불안정한 파동으로 저장되어 있다. 이러한 부정심의 파동은 부드럽고 안정된 파동으로 다스려서 정화시켜주면 된다.

부드럽고 안정된 파동은 듣기 좋은 말에서 나온다. 즉 '미안하다' '사랑한다' '고맙다' 등과 같은 말은 거칠고 불안정한 사건사고들의 파동을 정화시키는 데 효과적이다.

고수의 손빛을 치유점에 올려놓고 마음속으로 '미안하다' '사랑한다' '고맙다'를 반복하게 되면 고수의 안정된 파동이 환자에게 연결되면서 무의식에 쌓인 나쁜 감정의 기억들이 소멸된다.

기치료 도중에 환자는 과거의 사건사고의 기억과 감정적인 응어리가 되살아나면서 소리를 지르기도 하고 울기도 할 것이다. 그것은 감정적인 응어리가 씻겨나가는 자연스런 치유반응이다.

고수 따라하기

① 날숨(3회)을 길게 내쉬며 몸을 이완시킨다.
② 마음의 눈으로 환자의 아픈 곳이 지금 어떤 상태인지 무심하게 바라본다.

③ 손빛을 치유점에 연결하고 '미안하다' '사랑한다' '고맙다'를 반복한다. 치유 효과는 즉시 나타날 것이다(날숨으로 반복한다).
④ 아픈 원인이 과거사건으로 인한 감정적인 응어리였다면 갑자기 그때의 기억과 감정이 되살아나면서 소리 지르고 울고 하는 치유반응을 보일 것이다.

뼈 교정 기치료법

겉으로 보기에 뼈는 단단하고 고정되어 있는 것으로 생각되지만 뼈는 생각보다 그렇게 딱딱하지도 않으며 끊임없이 진동하고 움직이며 뼈세포 재생이 활발하게 이뤄진다고 한다. 그래서 탈골된 뼈나 휘어진 뼈에 손을 가볍게 갖다대기만 해도 미끄러지듯이 움직이게 된다.

뼈가 단단하고 고정되어 있다는 선입견으로 인해 수기요법에서는 힘을 써서 뼈를 비틀거나 강제로 움직이려고 한다. 그러나 손에 긴장을 유지한 채로 힘을 사용하는 뼈 교정법은 오히려 역효과를 불러일으킬 수 있다.

손의 긴장을 풀고 손빛을 뼈 교정 부위에 연결만 시키면 뼈가 부드럽게 미끄러지듯이 제자리로 찾아들어가는 것을 고수들은 경험적 기감을 통해 알 수 있다.

뼈에 문제가 생기면 뼈는 스스로 제자리를 찾으려는 항상성을 작동시킨다. 그리고 이러한 항상성은 뼈가 어디를 어떻게 찾아가야 할지 잘 알고 있다. 그러나 이러한 항상성 에너지의 힘이 부족하게 되면 부(不)교정상태에 머물게 되므로 이때는 어쩔 수 없이 외부적인 치유의 도움을 필요로 한다. 따라서 고수의 손빛기치료는 항상성 에너지를 도와서 뼈가 제자리를 찾도록 결정적인 역할을 하게 된다. 인체의 항상성은 내·외부로부터의 물리적인 완력을 거부하며 손빛과 같은 부드러운 손길을 더 신뢰하고 의지하려고 한다.

얼굴뼈 교정이나 일반적인 뼈 교정은 누워서 해도 되지만 머리뼈 교정과 척추와 골반 뼈 교정은 의자에 앉거나 서서 하는 것이 효과적이다.

고수 따라하기
① 시술자는 양손을 털면서 손의 긴장을 풀고 손빛을 활성화시킨다.
② 환자의 교정할 뼈 부위를 정확하게 파악하고 있어야 한다(예, 경추4번 요추5번).
③ 환자의 교정 부위에 공간을 두고 양손으로 감싸듯이 손빛을 연결한다.
④ 뼈의 교정이 완료된 이미지를 떠올리며 '호~' 소리호흡과 함께 손빛에 집중한다.

고수의 손길
고수는 기수련과 기치료 원리와 방법을 익혀서 기치료 시술을 하지만, 중요한 것은 고수의 손길에서 나오는 사랑의 힘이다. 손길의 사전적 의미는 손을 내밀어 돌보아주거나 도와주는 일을 뜻한다. 즉 손길은 환자와 약자를 사랑의 손으로 치유하고 도와주는 것을 말한다. 고수는 이러한 지극한 사랑의 손길로 무장되어 있어야 환자에게 진정한 치유의 도움을 줄 수 있다.

고수는 사랑의 손길로 환자를 시술할 때가 그렇지 않을 때보다 훨씬 더 강력한 치유 효과가 나타난다는 것을 임상경험을 통해 잘 알고 있다.

엄마의 약손이 뛰어난 치유 효과를 나타내며 민간요법의 대명사로 자리 잡게 된 것도 자식에 대한 엄마의 지극한 사랑의 손길이 있었기 때문일 것이다.

새는 아무리 강한 날개가 있어도 한쪽 날개로는 공중을 날 수 없듯이 기치료에 있어서 치유의 '손빛'만으로는 효과적인 기치료를 기대할 수 없다. 고수는 사랑의 '손길'과 치유의 '손빛' 두 날개를 동시에 사용하여 비로소 기치료의 완성도를 높이게 된다.

고수의 기진단법

고수는 환자를 진단할 때 '투시진단'과 '기진단'을 사용하여 환자의 운기상태와 한열상태를 감지한다. 그러나 여기서는 고수의 기진단에 대해서만 소개하기로 한다.

고수는 몸속 에너지 흐름을 손빛의 기감을 통해 직관으로 감지하여 기진단을 한다. 각종 검사장비나 생화학적 검사로 이뤄지는 현대의학의 진단법은 병이 어느 정도 진행되지 않고는 잘 찾아내지 못해 예방적 기능이 미흡하나 고수의 기진단은 환자의 몸속에서 일어나고 있는 기능적인 작은 변화까지도 감지할 수 있기 때문에 예방의학적 성격이 강하다고 할 수 있다.

기진단이 숙달되려면 먼저 손빛 만들기를 통해 손빛의 기감능력을 충분히 높여야 한다. 그리고 많은 임상경험을 통해 손빛의 다양한 기감을 반복적으로 축적하여 직감적인 진단능력을 키워나가야 한다.

손바닥의 세포조직은 뇌세포와 가장 많은 신경회로로 연결되어 있기 때문에 임상경험을 통해 얻은 다양한 손빛의 기감정보가 뇌에 고스란히 축적된다. 이렇게 뇌에 축적된 기감정보는 손빛의 진단능력을 촉진시켜 몸 상태를 내밀히 파악하는 기진단의 수준을 높이게 된다. 고수는 기진단을 통해 환자의 몸에 한기와 열기를 파악하고 요철(凹凸)현상을 감지하여 질병 부위를 알아낸다.

기진단의 목적은 질병의 사전 예방적인 측면도 있지만 기치료를 마친 후에 기진단을 통해 기치료가 잘 되었는지 그 여부를 확인하는 것도 중요하다. 기진단의 진정한 역할은 이처럼 치료 후 진단을 통해 치유 여부를 파악하여 기치료를 계속해야 할지 아니면 종결해야 할지를 결정하는 데 있다.

고수 따라하기

① 기진단을 위해서는 인체의 기본적인 해부도는 숙지하고 있어야 한다(오장육부의 위치와 모양, 내분비계, 자율신경계, 면역계, 경락계, 뼈의 구조 등).

② 기진단은 어떤 특정한 곳을 진단하는 것이 아니라 신체 전반적인 부위를 무작위로 진단하게 된다.

③ 환자의 몸과 5~10cm 정도 공간을 두고 머리에서부터 하복부쪽으로 손을 천천히 이동하며 한열과 요철현상을 손빛 기감으로 구분하여 진단한다.

④ 기진단은 주로 한기와 열기 또는 요철현상을 감지하여 허와 실, 음과 양의 균형 여부를 파악한다.

기치료 효과와 명현반응

기치료에 있어서 나타날 수 있는 신체적, 정신적, 영적인 치유효과와 다양한 명현반응을 소개한다.

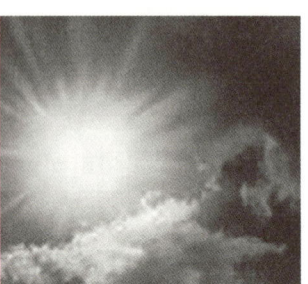

기치료 효과

정통 기치료는 안마, 지압, 마사지 등과 같이 물리적인 방법을 사용하지 않고 치유기를 사용하여 질병이나 통증 등 심신의 문제를 다스리며 치유한다.

몸 안에서 순환하는 에너지는 원상 회복력, 세포 재생력, 면역력 등 우리의 몸과 마음이 정상적으로 작동할 수 있도록 지속적인 활동을 하는데 이것을 '치유기'라 한다. 이러한 치유에너지가 제대로 작동하도록 도와주는 것이 기치료의 목적이다.

오래전부터 이러한 치유기가 과연 우리 몸의 면역체계와 어떤 상관관계가 있는지 연구가 활발히 진행되고 있다. 어떤 연구결과에 의하면 기치료를 30분 동안 시술한 후 혈액검사를 한 결과 백혈구의 수치가 2배로 증가함을 밝히고 있다. 연구자들은 논문에서 "기치료는 분명히 인간의 몸에 어떠한 영향을 미치는 무엇인가가 있다." 라고 말하고 있다.

그러나 동양의학적 관점에서 보면 이것은 너무나 당연한 일일 뿐이다. 기치료 시술은 통증 제거와 뼈 교정 등 기본적인 치유뿐 아니라 병의 뿌리가 되는 장기(臟器)의 면역기능을 강화시켜 주는 데 효과적이다.

장기의 면역기능이란 선천적인 면역기능을 가진 신장, 후천적 면역기능의 비장, 각종 공해물질로부터 방어능력을 가진 폐의 면역기능 등을 말한다. 따라서 이들 세 가지 면역기능에 해당되는 장기는 기치료 시술 때마다 다함께 다스려줘야 할 필요성이 있다.

기치료는 탁기 제거가 전부라 해도 과언이 아니다. 왜냐하면 탁기가 인체의 면역력을 약화시키는 주범으로 작용하기 때문이다. 따라서 질병을 일으키는 대표적인 요인 중 하나가 탁기다. 탁기는 주로 냉기[차가운 기운], 습기[습한 기운], 화기[뜨거운 기운] 등이 있으며 이러한 탁기로 인해 면역체계에 장애를 일으켜 여러 가지 질병이 발생한다.

예를 들면 산후풍은 냉기·습기가 원인이며, 암은 냉기·열기가 원인이다. 교통사고나 수술의 후유증인 신경통은 습기가 원인이다. 이러한 질병들은 탁기를 제거하고 생기를 불어넣는 기치료를 통해 효과적인 치유를 할 수 있다. 물론 기치료가 모든 질병에 탁월한 것은 아니다. 서양의학과 한의학적 치료법들과 병행하였을 때 더욱 효과적이다. 산후풍, 소화기질환, 척추관절장애, 안면신경마비, 고혈압, 당뇨병, 우울증, 불면증, 의식장애 등의 난치성 질환에 기치료의 도움을 받을 수 있다.

기치료 명현반응

의료기공에서는 환자가 치유되는 과정에서 일시적으로 나타나는 통증, 구토, 부종, 한열작용 등을 호전반응 또는 명현반응이라 한다. 기치료 시술로 인해 예전에 아팠던 곳이 다시 아프기도 하고 현재 아픈 곳이 더 아프기도 하며 병세가 깊을수록 명현반응이 더 심하게 나타나기도 한다. 부작용으로 오인할 수도 있으나 일시적으로 나타나는 치유현상이다. 이러한 명현반응을 고수들은 치유 효과를 나타내는 근치반응으로 인식한다.

부작용은 물리적인 힘이나 독성이 있는 약물을 사용하거나 시술자가 정화되지 않은 기운을 사용했을 때 나타날 수 있는 부정적인 현상이다. 그러나 정화된 빛을 치유의 도구로 사용하는 손빛기치료를 받게 되면 부작용이 아닌 다음과 같은 명현반응이 환자에게서 주로 나타날 수 있다.

- 몸이 나른하고 일시적으로 기운이 없다.
- 머리가 띵하고 가슴이 답답하다.
- 온몸의 관절이 뻑뻑하다.
- 구토, 설사, 땀이 많고 소변이 탁하다.
- 아픈 곳이 더 아프거나 몸이 붓는다.
- 몸에 열이 나거나 반대로 오한을 느낀다.
- 수면시간이 길어진다.

> 九心一技
> 기치료는 마음이다.

chapter 6
고수의 마음 쓰는 법

- 고수의 마음
- 고수의 명상법

고수의 마음

손빛을 만들고 치유와 마음 쓰는 법을 배우면
비로소 기치료 고수의 능력과 소양을 갖추게 된다.
고수는 고도의 기감과 수준 있는 치유능력을
위해 집중력을 높이는 마음 쓰는 법을 알아야 한다.

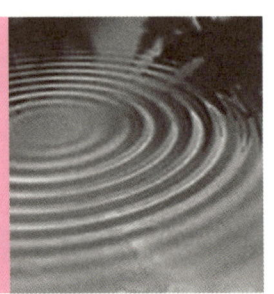

마음은 언어의 조합이다

마음은 생각과 감정을 일으키는 의식적인 힘이다. 마음은 말이나 글로 표현할 수 있는 언어구사 능력을 갖추고 있어야 비로소 마음을 가졌다고 할 수 있다. 동물이나 갓난아기들한테 과연 마음이 있다고 할 수 있을까? 이들은 다만 본능적이고 매우 제한적인 마음밖에 가질 수 없다.

예를 들어 배고픔과 아픔과 졸음을 느낀다든지, 단순 반복학습에 의한 이행능력 같은 본능적인 행동은 의식적인 행동과 마음과는 다르다고 할 수 있다.

언어는 의식 외부의 모든 현상과 의식 내부에 있는 생각과 감정을 표현하는 도구이다. 따라서 우리가 보는 세계와 우리가 의식하고 있는 마음은 모두 다 언어로 구성된다는 것이다. 즉, 우리가 사용하는 언어가 우리의 세상과 우리의 마음을 결정하고 표현한다는 뜻이다. 이와 같이 우리의 마음은 언어의 조합에 의해 무엇이든 표현하고 만들 수 있다.

인간의 마음은 제한적이지 않으며 어떠한 현상도 마음으로 다 만들어 낼 수 있다. 불교에서 말하는 일체유심조(一切唯心造)가 이런 마음의 의미를 잘 대변하고 있다.

대다수 의학자들은 인류의 건강을 위협하는 암 역시 마음이 만들어내는 것이라고 주장한다. 암은 세균이나 바이러스에 의해 발병되는 것이 아니기 때문에 그 요인은 마음일 수밖에 없다고 말한다. 따라서 암을 치유할 수 있는 방법은 언어의 조합으로 이뤄진 마음을 말과 글로 된 언어로 치유할 수 있다는 것이다. 예를 들어 암 환자가 "암세포가 깨끗하게 소멸되었다."라는 말을 반복한다든지 종이에 이러한 글을 반복해서 쓰게 되면 암의 근원인 마음을 움직여 암을 치유할 수 있게 된다는 것이다.

고수들은 기수련과 기치료에서 '원심불~' '정심정기~' '호~'소리 호흡을 반복함으로써 마음을 집중시켜 가시적인 현상을 만들어낸다.

마음고생은 에너지를 고갈시킨다

인간은 지나치게 많은 생각으로 마음고생을 시키며 스트레스 같은 마음의 문제를 일으킨다. 이런저런 많은 생각은 몸과 마음을 쉽게 지치게 한다. 또한 마음고생은 뇌의 필수 에너지원인 포도당을 고갈시켜 생명력을 저하시키는 원인이 되기도 한다.

이러한 뇌의 에너지 고갈을 해소하기 위해 많은 사람들이 명상이나 기수련 등으로 뇌를 휴식시키며 마음고생에서 벗어나고자 한다. 따라서 뇌에 적당한 휴식은 마음고생으로 인해 생긴 에너지 고갈을 해소하고 에너지를 충전시키게 된다.

후천적 마음, 선천적 마음

뇌는 마음의 둥지다. 새가 둥지에만 머물러 있지 않듯이 마음이란 새는 둥지를 떠나 어디든지 마음대로 훨훨 날아다닐 수 있다.

마음으로 가고 싶은 산과 바다에도 갈 수 있고 우주여행도 할 수 있다. 따라서 마음은 머리에만 머물지 않고 자신과 우주를 공유한다. 이러한 범우주적인 마음을 움직이게 하는 힘이 의식이다.

마음은 희로애락 등의 다양한 감정으로 자신을 표출한다. 즉 마음은 뇌라는 둥지를 통해 보고, 듣고, 느끼고 판단해서 감정으로 자신을 드러내는 것이다. 예를 들어 '마음이 편하다.' '마음이 기쁘다.' '마음이 슬프다.' 등의 감정표현은 인간이 태어난 이후로 뇌의 학습에 따라 갖게 되는 후천적인 마음이다. 흔히 우리가 마음이라고 하면 이 같은 후천적 마음을 말한다. 그리고 자아가 형성되기 시작할 때부터 생기는 마음이라 하여 자아의식, 분별심이 있다고 하여 분별적 의식, 대뇌에 기억된다고 하여 대뇌의식이라고도 한다. 그러나 인간에게는 이러한 마음 말고, 즉 후천적인 마음 이외에 또 다른 마음이 하나 더 존재한다. 그것은 태어나기 전부터 기억되어 있는 선천적 마음이다. 선천적이라는 의미는 인간이 단세포에서 진화되어 지금의 인간에 이르기까지의 모든 것들이 다 기억된 것을 말한다.

따라서 복합적 요소가 망라되었다 하여 선천적 마음을 복합무의식이라고도 한다. 그리고 순전히 본능에 따른 것이라 하여 본능적 의식, 간뇌에 기억된다고 하여 간뇌의식이라고도 한다. 따라서 고수는 수련을 통해 복합무의식이 저장된 간뇌의식을 깨워서 초월적 치유능력을 작동시키게 된다.

인간의 상상력과 생각능력은 기치료를 극대화한다

놀랍게도 우리가 먹는 음식은 주로 뇌에서 무언가를 생각하고 상상하는 데 필요한 에너지로 쓰인다. 왜냐하면 인체 중 생각과 상상을 하는 뇌에서 열량 소모가 가장 많이 일어나기 때문이다.

뇌의 무게는 약 1.4kg으로 체중의 약 2%에 불과하지만, 체내에 흡수된 열량과 산소의 약 20%에 달하는 에너지가 뇌에서 소비된다. 따라서 뇌가 인체에서 차지하는 비중만큼이나 뇌의 마음작용은 기치료에 있어서 절대적인 요소라 해도 과언이 아니다.

인간은 상상의 이미지를 만들어 자신의 몸과 마음을 제어할 수 있다. 상상을 통해 뇌세포의 조직망을 바꿀 수 있기 때문이다. 창의적이고 실천적인 상상은 뇌세포 조직망을 새롭게 만들어 몸과 마음을 바꿀 수 있다.

우리의 뇌는 진짜와 가짜를 구분하지 못하듯 놀랍게도 상상과 실제를 구분하지 못한다. 상상을 하면 뇌는 실제로 경험한 것과 같은 신호로 알고 현실과 같은 반응을 나타낸다.

인간의 뇌는 이러한 상상력 말고도 다른 동물이 갖고 있지 않은 무언가 특별한 것이 내재되어 있다. 그것은 바로 인간이 지구상 모든 종의 정점에 있으며 만물의 영장으로서 계획하고, 말하고, 도구를 만드는 생각능력이다.

고수는 이러한 인간의 상상력과 생각능력을 극대화시켜 기치료의 수준을 높이게 된다.

어디든 의식이 깃들어 있다 믿어보라

지금부터 고정관념에서 벗어나 완전히 새로운 시각으로 사물과 세상을 한 번 바라보자. 지금까지 경험하지 못한 새로운 세계를 경험하게 될 것이다.

우리의 마음에만 의식이 존재하는 것이 아니라 몸속의 모든 세포와 조직에도 의식이 깃들어 있다고 상상해보라. 즉 심장, 신장, 위, 간 등과 면역계, 내분비계 등에도 의식이 있다고 생각해보자. 한 걸음 더 나아가 우주 만유의 어디든 의식이 존재한다고 믿어보자.

그렇게 되면 마음에서 비롯된 의식은 신체 각 기관은 물론 우주의 무한한 영역과 연결될 수 있으며 에너지를 서로 공유한다. 이러한 의식의 네트워크는 치유 메커니즘에 있어서 대단히 중요한 부분을 차지하며 치유의 수준을 높일 수 있는 중요한 단초가 된다.

사랑의 힘은 손빛을 강렬하게 한다

마음이 불안정할 때와 마음이 안정되었을 때 손빛의 강도는 다르다. 이것은 치유사가 어떠한 마음상태에 놓여 있는가에 따라 에너지의 세기가 차이를 보이기 때문이다.

고수는 기분이 좋을 때가 그렇지 않을 때보다 훨씬 더 손빛이 강렬해진다는 것을 경험적으로 알고 있다. 또한 긍정적인 마음일 때와 부정적인 마음일 때도 마찬가지다. 긍정의 힘은 우리의 상상을 초월하여 강력한 치유에너지를 만드는 원천이 된다.

사랑도 일종의 긍정적 에너지다. 사랑의 에너지는 손빛을 더욱 강렬하게 하고 사랑의 손빛은 돌같이 굳어 있던 세포도 춤추게 한다. 사랑의 에너지는 세상의 어느 치유에너지보다 강력하며 사랑의 힘은 고수의 절대조건이다.

모든 것은 마음이다

마음은 모든 외부적 현상의 뒤에 숨어있는 실재하는 것이다. 따라서 마음은 존재하는 모든 것의 본질이기도 하다. 이런 마음을 의식적으로 움직이면 생각의 기적이 일어난다. 생각은 인간에게 주어진 가장 강력한 에너지이다. 생각하기에 따라서 무엇이든지 만들어 낼 수 있는 것이 생각의 힘이다.

생각은 마음속에서 사물의 영상, 즉 심상을 만들어낸다. 이 심상을 일정시간 동안 마음속에 유지시키면 구체적 형상으로 물질화된다. 비록 잠깐이지만 부정적 생각을 떠올리게 되면 그 생각이 물질화되어 몸에 악영향을 끼치게 된다.

생각은 빛과 같은 성질을 가지고 있다. 만약 어떠한 생각을 떠올리게 되면 그 즉시 파동으로 된 빛을 발생시킨다.

우리는 다양한 생각의 파동들로 이루어진 파동의 바다에 살고 있다. 그리고 파동은 정보를 싣고 있다. 그 많은 정보의 파동들 중 어떠한 파장이 우리의 생각 파장과 일치하게 될 때 생각은 증폭작용을 일으키게 된다. 예를 들어 우리가 부정적 생각을 하게 되면 인체는 주위로부터 부정적 생각과 동일한 파장의 파동을 수신하게 되어 더 많은 부정심이 일어나게 된다. 이것은 긍정적 생각이 우주의 포지티브 에너지를 끌어들여 강한 치유에너지를 갖게 된다는 끌림의 법칙과 서로 통하는 말이다.

따라서 사람의 마음은 에너지와 같이 입자인 동시에 파동의 성질을 가지고 있다. 몸의 구석구석과 연결되어 있기 때문에 마음의 정부를 의식적으로 몸에 보내서 부정심을 제거하고 긍정심으로 질병을 치유하고, 예방할 수 있게 된다.

몸 깊숙이 연결된 긍정적인 생각은 인체 조직의 미립자인 양자들의 '에너지장'을 활성화시켜 인체의 자연치유력을 높이게 된다. 반면에 부정적인 생각은 양자들의 '에너지장'을 위축시켜 자연치유력이 약화되면서 몸에 질병을 일으키게 된다.

깨달음은 마음의 빛이다

빛은 두 가지 경로를 통해 볼 수 있다. 하나는 육안으로 직접 빛을 보는 것이고, 다른 하나는 마음의 눈으로 빛을 보게 된다.

육안으로 보는 빛은 가시광선 정도이고, 마음의 눈으로 보는 빛은 우주와 같은 광활한 내면에 존재하는 신성(神性)의 빛이다. 신성은 다름 아닌 인간성 너머에 있는 인간의 본성을 말한다. 인간의 본성을 찾는다는 것은 곧 깨달음의 작업이다. 인간의 본성을 찾아 깨우치는 데는 다양한 길이 있다. 그러나 '이것이다' 하는 딱히 정해진 길은 없다. 어떤 길을 통해 깨달음을 얻든 별로 의미가 없어 보인다. 다만 깨달음은 다른 데 있는 것이 아닌 자신의 마음에 존재하고 있다는 깨우침 그 자체가 중요하다.

예전이나 지금이나 많은 수행자들이 깨달음을 얻고자 시간과 자신과의 싸움으로 고군분투(孤軍奮鬪)하고 있다. 사실 깨달음이라는 것은 내면에 있는 신성의 빛을 만나는 것이다. 빛처럼 잠시 반짝하고 사라지는 것이 깨달음의 실체이다. 즉, 지혜의 반짝임을 말한다.

명상 중에 어느 절정의 순간에 번뜩이는 섬광과 같이 본능적 통찰력이 일순간에 스쳐지나가는 것이 깨달음의 진정함이라 할 수 있다. 그런데 어떤 이들은 순간적 깨달음의 경험을 세상을 향해 장황하게 설명하려고 한다. 개인적 성취에 지나지 않는 것을 영웅담 이야기하듯 말을 마구 만들어낸다.

　개인적인 노력에 대한 보상이라고 믿으며 깨달음의 전령사인양 호들갑을 편다. 그러나 이러한 이야기들은 듣는 대중들의 마음을 쉽게 들뜨게 한다.

　개인적 깨달음은 꿈의 일부분에 불과할 뿐 어떠한 말로써도 묘사할 수 없고 경험될 수도 없다. 왜냐하면 경험이란 것은 벌써 마음이 끼어들어 깨달음의 진정성을 왜곡시키기 때문이다.

　우리들의 모든 생각과 인식이 주름 잡힌 뇌에서 비롯되듯이 마음 또한 바닷물 위에 일어나는 물결의 주름과 같은 것이어서 변화무쌍하기 이를 데 없다. 존재하는 모든 것은 빛이며 눈에 보이는 모든 형상은 빛의 그림자일 뿐이다.

　인간을 포함한 우주 만유의 모든 존재는 바로 빛이며, 그들 하나하나는 빛이 보여주는 하나의 현상에 지나지 않는다.

　빛은 무엇에 대해서도 그리고 누구에게도 결코 간섭하는 법이 없다. 빛은 그저 비추고 있을 뿐이다. 빛이 무엇을 상관하겠는가? 빛이란 어느 곳에나 존재하기 때문에 아무도 눈여겨보지 않는다.

　깨달음의 궁극은 우주와 하나가 되는 것이며 아울러 우주가 하나의 생명이라는 것을 깨닫는 것이다. 우리는 우주의 일부가 아니라 우주의 본체이며 그것은 두말할 나위 없이 빛이다.

빛이 곧 깨달음이며 깨달음을 얻는다는 것은 빛을 보는 것이다. 따라서 깨달음은 어느 누구도 감히 성취하였다고 해서는 안 될 말이다. 깨달음을 그저 찰나적으로 보았을 뿐이다. 세상에 빛을 보았다고 어느 누가 깨달음을 성취하였다고 말할 수 있겠는가?

무한한 잠재의식의 힘

세상에 존재하는 가장 강력한 에너지는 자신의 무의식 속에 있는 기적을 일으키는 무한한 잠재의식의 힘이다.

잠재의식 사용법을 알게 되면 인생은 더욱 힘차고, 더욱 건강해지고, 강력한 치유의 힘을 사용할 수 있다.

자신의 몸에는 이미 가용능력의 잠재의식이 내재되어 있으므로 그 힘의 사용법을 깨우쳐서 실행만 하면 된다.

밝은 빛에 의해 영감을 얻고 새로운 힘을 일으킴으로써 자신의 꿈을 실현시키고 치유 능력을 발현시킬 수 있을 것이다.

잠재의식의 깊숙한 곳에는 무한한 지혜, 무한한 힘이 언제든지 개발되고 표현되기를 기다리고 있다.

마음속 깊은 곳에 있는 잠재의식의 가능성을 지금 바로 인정하면 그 힘은 바로 실재가 되어 형체를 갖추고 외부로 나타나게 된다. 마음의 문을 열고 받아들이겠다는 마음만 먹어도 잠재의식 속에 숨어 있는 무한한 힘은 언제 어디서나 바라는 것을 무엇이라도 가능하게 한다. 그것은 기치료의 능력에 이르는 길을 무한대로 열어 줄 것이다.

빛과 사랑과 통찰력으로 형성되어 있는 이 내적인 세계를 발견하는 것은 인간이면 누구나 가지고 있는 특권이며 눈에 보이지 않지만 그 힘은 위대하다.

고수는 무한한 잠재의식의 힘으로 손빛을 더욱 강렬하게 사용할 수 있으며 가능할 것 같지 않은 치유의 문제를 해결하기도 한다.

신념의 마력

신념(信念)이란 어떤 생각의 진정성을 굳게 믿어 의심치 않는 마음을 말한다. 즉 자신의 생각에 대한 믿음이 확고한 상태의 마음이다.

신념은 자신에게 가장 절실한 것이 무엇인지를 신중히 생각하면서 정성스럽게 공을 들여 수련을 쌓아가는 동안 자연스럽게 마음에 형성된다. 신념이 부족하거나 없으면 어떠한 생각을 현실로 나타내기가 어렵고, 험난한 인생 여정에서 돌출되는 갖가지 난관들을 극복하기 힘들어진다.

믿기지 않겠지만 만약 우리 몸에 어떤 변화를 일으키고자 한다면 의심이 완전히 제거된 신념화된 생각을 반복하게 되면 우리 몸에 의도하고자 하는 어떠한 변화도 가져올 수 있다. 신념이 갖고 있는 에너지의 파괴력은 우리들의 상상을 뛰어넘는 마력과 같은 존재다.

말속에 기가 있다

말 한마디로 상대의 기를 꺾을 수 있다. 말속에 기가 없다면 상대를 말로 기선 제압을 할 수 없다. '촌철살인(寸鐵殺人)'이란 의미도 말 한마디로 사람을 해칠 수 있다는 가공할 말의 파괴력을 보여주는 단적인 예다.

'단언한다' '공언한다' 등과 같은 확신에 찬 말은 반드시 현실이 되어 그 뒤를 따라오게 된다. 비논리적이고 신념이 없는 공허한 말은 기운이 없고 실현성이 없다. 신념을 가지고 한 말은 자신에 대한 '자기서약'이 되어 무엇이든 현실로 나타나게 된다는 것이다.

기공사나 최면술사도 말 한마디로 피시술자를 압도하게 된다. 피시술자의 기선(機先)을 제압하여 기공사나 최면술사의 의도대로 분위기를 이끌어가는 것이다.

말의 본질은 소리파동이다. 피시술자의 뇌파와 세포는 파동에 민감하다. 고수의 온화한 말과 기가 내재된 확신에 찬 말은 그에 따른 소리파동으로 상대에게 전달되어 기치료에 대한 믿음을 이끌어낸다.

고수의 명상법

명상을 한마디로 정의하면 '하나의 생각에 몰입된 상태'를 말한다. 좌선을 통한 정적인 명상이든 태극권, 기공수련 등의 동적인 명상이든 하나의 생각에 집중하는 것은 다 명상이다.

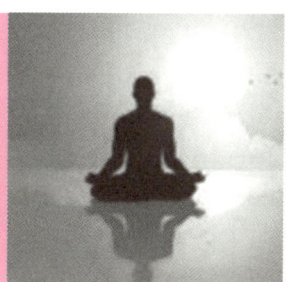

명상이란 무엇인가?

명상(瞑想)은 건강한 몸과 맑은 정신으로 몸과 마음의 즐거움을 얻고자 하는 심신수련이다. 몸과 마음의 즐거움이란 육체적으로는 질병의 고통이 없고, 정신적으로는 일상의 스트레스에서 해방되는 것을 뜻한다.

명상의 사전적 의미는 "눈을 감고 생각에 잠긴다."는 뜻이다. 명상에서 말하는 생각이란 창조적 생각, 논리적 생각, 감정적 생각이 아니라 논리적이지 않고 이성적이지 않은 단순화된 하나의 생각을 말한다. 따라서 명상은 잡다한 생각을 끊고 일상의 번거로움과 스트레스로부터 벗어나 잠시 고요히 마음을 비우고 내면의 평화를 찾는 것이다. 거기에는 사념도 없고 감정도 없고 아무런 행위도 없다. 다만 모든 사실을 있는 그대로 바라보는 것이다.

마음을 비운다는 것은 심리적 저항인 대뇌로부터의 자유를 말하는 것이고, 몸을 비운다는 것은 인체의 물리적 에너지를 점점 작게 만들어 신체의 저항을 거의 제로에 가깝게 하여, 정신과 영혼이 신체의 속박으로부터 자유로워지도록 하는 것이다.

몸과 마음에서 저항이 없어지면 신체적 이완으로 굴절된 자의식이나 주관적 편견이 사라지고 깊은 삼매에 들게 된다.

물리학에서도 절대온도 K(-273℃)가 되면 초전도 현상이 일어나 물질의 저항이 제로가 되어 물리학적 명상상태가 된다고 한다. 명상의 궁극인 삼매가 곧 물리학적인 절대온도 K 상태로 볼 수 있다.

명상은 왜 하는가?

명상은 고대 동양에서 행해진 마음수련 중 하나지만, 지금은 전 지구인들의 삶속 깊이 심신수련의 한 방편으로 자리 잡고 있다. 따라서 명상이라고 하면 특정한 사람들의 전유물이 아닌, 오늘날에 있어서는 누구나 할 수 있는 보편적인 심신수련법으로 널리 알려져 있다.

명상이 심신에 미치는 여러 가지 다양한 효과들이 알려지면서 건강을 위해 많은 사람들이 따라하며 배우고 있다. 자신의 내면을 충분히 들여다보고 세상 모든 것과의 관계 속에서 감사하는 마음을 갖거나 삶의 의미를 찾는 것도 명상을 하는 이유 중 하나일 것이다.

또한 명상을 통해 자신의 삶을 되돌아보고 반성할 점은 없는지, 놓친 것은 없는지, 가족이나 주위 사람들을 외면하고 자신의 일에만 지나치게 몰두하진 않았는지, 또는 너무 경제적 이익만을 추구하며 살아온 것은 아닌지를 생각해보고 앞으로의 삶에 대해서 스스로 답을 찾는 것이 명상을 하는 일반적인 이유일 것이다.

그리고 의료기공에 있어서의 명상은 집중력을 높이고 잠재의식을 깨워서 기수련과 기치료의 수준을 높이는 수단으로 이용되고 있으며, 고수는 집중시간을 15분 이상 유지할 수 있어야 한다.

치유명상

명상[meditation]과 약[medicine]은 Medical[의료, 치료]과 어원이 같다. 따라서 명상은 단순히 마음수련에 그치는 것이 아니라 육체와 정신적 질병을 함께 치유하는 전인적인 치유수련법이라 할 수 있다.

명상의 대가 인도의 라즈니쉬는 "인간은 질병에 걸리기도 하지만 인간 자체가 곧 질병이다."고 하였으며 "인간이라는 질병은 의학만으로는 결코 치료할 수 없다."고 주장하였다. 이것은 몸과 마음을 함께 치유하는 명상의 존재이유와 필요성을 강조한 말이다.

　서양의학은 대체적으로 질병을 몸과 마음을 분리해서 치료함으로써 불치병이나 난치병 등의 난관에 부딪혀 있는 것이 현실이다.

　이를 극복하기 위해서는 치유명상을 통해 인간의 내면을 치유하는 데 우선해야 한다. 명상이나 참선 등을 통해 자기 내면의 소리에 귀를 기울여, 근원적 문제 해결의 키워드를 찾아야 한다. 다시말해 육체적 대증요법이 아닌 정신적인 본성치유를 먼저 해야 인간 자체의 근원적인 치유가 가능해진다.

　명상의 역사는 예수나 석가모니 이전인 수천 년 전부터 인류에게 이어져 왔으며, 명상은 선각자들에게 깨우침의 도구로써 절대적 역할을 하기도 하였다.

　그러나 명상이 인류의 건강과 정신문화에 많은 영향을 끼쳤음에도 불구하고, 명상에 대한 과학적 접근과 치유명상에 대한 활발한 연구는 비로소 금세기에 와서 시작된 짧은 역사를 가지고 있다. 따라서 앞으로 명상은 몸과 마음을 치유하는 의료명상으로써 계발되고 확장될 수 있는 길이 무한정 열려 있다고 예단할 수 있다.

원심명상

빛을 의념하여 명상하면 자신의 내면에 빛이 밝아지기 시작한다. 빛명상은 가장 오래된 명상 중의 하나다. 어떠한 종교에서든 수행의 방편으로 빛을 강조해 왔다.

원심명상은 빛명상이다. 몸 중심에 존재하는 원심불의 빛을 이완된 집중으로 바라보는 것이 원심명상이다. 원심명상으로 꼬리에 꼬리를 물고 나타나는 잡념을 차단하고 집중력을 높인다. 집중력을 효과적으로 높여주는 원심명상은 여유와 긍정에너지가 넘치도록 도와준다. 원심명상은 불필요한 에너지와 시간 낭비를 막고 효과적인 집중을 유도한다. 원심명상은 적극적이고 긍정적인 방향으로 의식을 변화시킬 수 있다. 고수는 원심명상을 통해 자신에게 내재되어 있는 잠재의식을 깨워서 잠재능력을 개발한다. 원심명상으로 원심불의 빛을 자유롭게 볼 수 있으며 신체 내부의 어떤 부위도 투시할 수 있고 투시진단과 투시치유도 가능해진다.

고수 따라하기

① 눈을 감고 허리를 세워서 이완된 자세로 앉는다.
② 배꼽 뒤에 태양과 같은 원심불에 집중하며 투명 손빛으로 원심불을 감싸준다.
　　(마음속으로 '원심불~ 원심불~'을 호명한다).
③ 원심불이 점점 밝아져서 우주공간 전체를 가득채운다고 의념한다.
④ 원심불과 연결된 손빛으로 양손에 열감과 찌릿찌릿한 전기감을 느끼게 된다.

"
면역력 강화 치유기공에서
신장 건강 치유 기공까지…
질병을 다스리는 치유기공을 따라해보자.
"

chapter 7
고수의 생활치유 기공

● 고수의 치유기공 따라하기

고수의 치유기공 따라하기

특별히 기공수련을 하지 않고도 누구나 일상생활에서 치유기공으로 질환 치유나 예방법을 손쉽게 따라할 수 있는 생활기공 양생법을 소개한다.

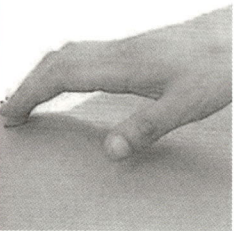

면역력 강화 치유기공

신체 중 손·발가락 끝에는 혈관, 신경, 경락 등의 생명회로가 밀집되어 있다. 기지압으로 손·발가락의 끝 부위인 손·발톱만 꾹꾹 눌러줘도 생명력이 강해지고, 인체의 면역력도 높아진다.

손과 발에는 그동안 우리들이 알지 못했던 많은 비밀들이 숨겨져 있다. 사람들은 손과 발의 집게기능, 걷고 달리는 기능 등의 단순기능 외에는 잘 알려고 하지 않는다.

손과 발바닥에는 말단 신경조직이 가장 많이 모여 있으며, 동맥과 정맥이 교차되는 모세혈관도 밀집되어 있다.

그리고 동양의학에서 말하는 경맥의 12개 줄기가 시작되고 끝나는 자리가 바로 손발이다.

이처럼 손발에는 신체의 다른 부위와 연결되어 있는 혈관, 신경, 경락이 가장 많이 자리하고 있으며, 이들은 손발과 우리 인체의 뇌, 관절, 오장육부 등의 구석구석을 서로 연결하는 생명회로와 같다.

이들 생명회로는 손발 부위 중 특히 손·발가락 끝에 집중되어 있다. 손·발톱은 손발의 끄트머리에 자리하며 생명회로의 스위치 역할을 하고 있다. 이러한 손·발톱의 스위치를 눌러주기만 해도 생명력이 강해지고 면역력이 증강된다.

손·발톱은 동맥과 정맥의 교차점에 자리하므로 혈액이 정맥을 통해 심장으로 되돌아가는 데 필요한 펌프질 역할을 하게 된다. 혈액순환의 문제점은 바로 정맥 소통에 있다. 정맥의 소통에 문제가 생기면 질병으로 발전하게 된다. 따라서 정맥 소통을 원활하게 하여 생명력을 키우려면 손·발톱을 눌러서 정맥펌프를 가동해야 한다.

그리고 면역계의 임파구를 지배하는 부교감신경은 주로 손·발톱의 뿌리부분과 연결되어 있다. 네 번째 손·발톱을 제외한 나머지의 손·발톱 뿌리 부위를 눌러주게 되면 부교감신경이 자극되어 인체의 면역력이 높아지게 된다. 네 번째 손·발톱 뿌리 부위는 교감신경과 연결되어 있기 때문에 여기를 자극하면 교감신경이 항진되어 오히려 면역력을 떨어뜨리게 된다.

고수 따라하기
① 손바닥과 발바닥끼리 서로 부비거나 마주쳐서 손발 부위를 이완시킨다.
② 날숨을 길고 부드럽게 내쉬며 양손에 손빛을 모은다.
③ 엄지와 검지를 이용하여 반대편 손의 손톱 중앙 부위와 뿌리 부위를 각각 10초간 날숨으로 눌러준다.
④ 발톱도 손톱과 같은 요령으로 눌러준다.
⑤ 시간 나는 대로 수시로 손·발톱을 눌러주면 면역력이 향상된다.

대장 치유기공

사상의학의 창시자 이제마 선생은 아침 일찍 자신의 대변 상태를 보고 건강을 살피는 것이 하루 일과의 시작이었다고 한다. 그만큼 대장의 기능을 중시하였다는 것을 말해주는 것이다.

여름철엔 계절적으로 찬 것을 많이 찾게 되면서 대장 장애에 대처할 수 있는 지혜로움이 필요하다.

스트레스, 과식, 과음, 육류 과다 섭취 등도 대장에 문제를 일으키는 요인이 되지만, 특히 찬 음식은 대장을 힘들게 하는 결정적인 요인이 된다. 찬 것에 의한 한기(寒氣)의 침습은 대장을 꼬이게 하여 대장의 흐름을 방해한다. 대장의 연동작용이 방해를 받으면 장내에 찌꺼기가 쌓이게 되어 대장 장애를 일으키게 된다.

대장은 우리 몸의 장기 중 탁기를 가장 많이 뿜어내는 기관이다. 대장 장애로 인해 대변을 제때에 밖으로 배출시키지 못하면 온몸에 탁기가 퍼지게 되어 갖가지 신체적 이상 반응을 일으키게 된다. 대표적인 것이 바로 피부 트러블이다.

대장과 피부는 서로 밀접한 관계를 맺고 있는 것으로 알려져 있다. 동양사상의 음양오행에서도 대장은 피부와 함께 금(金)의 기운에 속한다고 하여 서로의 연관성을 잘 대변해 주고 있다.

특히 피부에 민감한 여성들의 경우 대장에 문제가 생기면 피부가 거칠어지고 여드름이 나는 등 대장과 피부의 상호작용으로 인한 피부 트러블이 발생하게 된다.

위장은 뜨거운 것을 싫어하고 시원한 것을 좋아하는 반면에 대장은 찬 것을 싫어하고 따뜻한 것을 좋아한다. 따라서 대장을 편안하게 하려면 음식의 온도 조절을 알맞게 유지시켜줘야 한다. 즉, 음식은 뜨거운 것은 식혀서 따뜻하게 먹고, 물은 뜨거운 것과 찬 것을 적당하게 중탕시켜서 마셔야 대장이 편안해져 피부 상태를 최적의 상태로 유지할 수 있다.

> 고수 따라하기

① 대장 경맥의 양쪽 끝에 위치한 검지 손톱 부위의 상양혈과 콧망울 양쪽 옆의 영향혈 자리를 자극하면 대장의 기운이 소통된다(검지 손톱과 영향혈 자리를 손끝으로 지그시 눌러준다).
② 손바닥을 따뜻하게 하여 배꼽을 중심으로 시계방향으로 원을 그리며 마사지 한다.

골습 제거 치유기공

장마철 습기로 인해 실내에 곰팡이가 생기듯, 우리 몸에도 습한 기운이 들어오면 질병이라는 곰팡이가 생기게 된다. 그것은 대부분 통증으로 나타나며 이러한 통증 부위를 해소시키는 즉각적이고 효과적인 치유 방법으로 아픈 부위를 손으로 두드리는 '손빛타법'이 있다.

우리 몸에서 발생하는 통증 중에서 외부로부터의 충격이나 내부 질환으로 생긴 통증 등을 제외한 대부분의 통증은 외부의 습기(濕氣)가 침투해서 생기는 것이다.

여름철에 산, 바다, 강가 등에서 보내는 휴가철이나 비가 많이 오는 장마철에 특히 침습(浸濕)이 많이 발생하게 된다.

강과 호수, 산의 계곡 등에서 생기는 안개와 이슬 등의 축축한 기운은 모두 습기가 되어 우리 몸속으로 파고들게 된다.

그리고 비를 맞으면서 습한 곳을 돌아다니거나 땀에 젖은 옷을 오래 입고 있으면 침습에 노출되기 쉽다. 습한 기운은 우리 몸에 조용히 스며들기 때문에 잘 깨닫지 못하는 사이에 체내에서 병을 일으키게 된다.

그리고 습기는 무겁고 탁한 성질을 갖고 있어 인체에 침투하면 기혈의 순환을 방해하여 몸을 무겁고 차게 만들면서 여러 가지 통증을 일으키는 원인이 되기도 한다. 이러한 습기는 주로 뼛속으로 침투하여 뼈마디 관절을 비롯하여 온몸에 통증을 유발시키게 된다.

비가 오려고 할 때, 뼈마디가 쑤신다고 통증을 호소하는 신경통 환자를 주위에서 흔히 볼 수 있다. 그것은 비가 오기 직전의 기압 차이와 높은 습도로 인해 신체가 무겁고 피곤하면서 사지의 관절이 쑤시고 아프기 때문이다.

이럴 때는 아픈 부위를 손바닥으로 가볍게 두드려 주기만 해도 통증이 사라지고 기력이 회복되는 효과를 나타낸다. 손으로 통증 부위를 두드리는 '손빛타법'은 주로 뼈마디 부위에 정체되어 있는 습기를 제거하여 저리고 아픈 통증을 없애주는 효과도 있지만 아픈 부위의 근육 충혈도를 높여 영양 상태를 좋게 하여 원기회복에 도움을 주게 된다. 또한 말초신경의 흥분성을 낮춰서 신경통을 완화시키는 데도 탁월한 효과를 나타낸다.

고수 따라하기

① 두 손바닥을 서로 마찰시켜 열감을 충분히 높여서 손빛을 강렬하게 한다(이때 호흡을 길고 가늘게 내쉬며 의식을 손바닥에 집중한다).
② 손바닥을 살짝 오므려서 통증 부위를 가볍게 두드린다(두드림의 강약을 적절하게 조절하여 리드미컬하고 부드러운 충격을 주도록 한다).
③ 어깨와 팔꿈치의 긴장을 풀고 손목 관절을 이용하여 손빛으로 통증 부위를 두드린다.
④ 한 번에 100회 정도를 중간에 쉬면서 세 번에 걸쳐 나누어 두드린다.
⑤ 두드린 후에 손빛으로 환부를 5분 이상 살짝 감싸준다.

항문호흡 치유기공

항문호흡이 인체에 미치는 효과는 전립선 강화, 치질 예방, 복부비만 해소, 양기 증진, 운기 효과, 복식호흡 효과 등 열거할 수 없을 정도로 많다. 그러나 이러한 항문호흡도 제대로 배워서 해야 효과를 거둘 수 있다. 항문호흡과 유사한 '항문조이기'나 '케겔요법'과 같이 오랜 시간 동안 힘들게 괄약근 운동을 해도 노력한 만큼의 효과가 나타나지 않는 원인이 단순운동에 그치기 때문이다.

인체의 항문과 생식기 주변을 감싸고 있는 근육이 치골과 꼬리뼈에 걸쳐져 있는 것이 골반 괄약근이다. 이 근육은 생식기, 방광, 자궁, 직장 등을 받쳐주며 질, 항문, 전립선 수축운동을 담당하는 역할을 한다. 괄약근이 강할수록 남성이나 여성의 성적 만족도와 자신감이 높아진다. 탄력적이고 강한 괄약근을 유지하는 비결은 괄약근 단련을 가장 효과적으로 할 수 있는 항문호흡법이다.

항문호흡은 코로 숨을 쉬듯이 항문으로 숨을 쉬게 하는 간단한 수련방법이다. 항문호흡법은 생식기와 항문 사이에 위치한 회음부를 자극하여 남녀의 생식능력을 향상시키고 전신에 기운을 불어넣는 양생법이다. 도(道)와 기(氣)의 대가 장자(莊子)는 일찍이 신선이 되고자 발바닥호흡과 항문호흡으로 회음부 자극수련을 실천했다고 한다.

회음부는 인체의 전후 정중선을 흐르는 임맥과 독맥이 시작되는 중심 혈자리를 말한다. 임맥과 독맥은 전신을 흐르는 모든 경락에 기운을 공급하는 인체 저수지의 수로에 해당한다. 따라서 회음부가 막혀 있으면 저수지의 수로가 막혀 있는 것과 같다. 그렇게 되면 오장육부의 기혈순환이 원활하지 못해 신체의 활력이 떨어지게 된다.

항문호흡을 통해 회음부를 자극하는 것은 임맥과 독맥의 기 흐름을 좋게 하여 인체의 말단 세포조직까지 활력을 불어넣기 위한 것이다. 예컨대 회음부의 자극은 남성의 경우는 전립선, 발기부전, 조루의 문제를 해결하고 양기를 강화시킨다. 여성의 경우 질 수축력을 높여 요실금, 불감증 등에 도움을 주게 된다.

또한 항문호흡을 꾸준히 생활화하게 되면 자궁암, 전립선암, 직장암도 예방할 수 있다. 우울증, 상기증, 불면증, 고혈압, 화병, 조급함, 허약체질, 갱년기 증세, 두통, 변비, 비만해소의 효과도 볼 수 있다. 문제는 실천이다. 작심삼일로 그칠 것이 아니라 하루에 30분 이상 한 달만 실천해 보라. 놀라운 세상이 기다리고 있을 것이다.

> **고수 따라하기**
> ① 자세는 누워서, 바닥에 앉아서, 의자에 앉아서 해도 무방하며 온몸의 긴장을 풀고 편안한 자세를 취하면 된다.
> ② 항문을 코로 상상하고, 들숨에 항문으로 기운을 빨아들이듯이 조이고, 3초간 정지한 후 날숨에 항문을 서서히 풀며 숨을 내쉰다(항문 내內호흡).
> ③ 항문으로 숨을 들이쉬고, 날숨을 내쉴 때 항문을 강하게 서서히 조여준다(항문 외外호흡).
> ④ 항문 내호흡과 항문 외호흡을 30회씩 각각 번갈아 가며 수련한다.

위장 건강 치유기공

인체의 기운은 원초적으로 음식물에서 생겨나는데, 그 음식물을 받아들이는 오장육부의 첫 번째 관문이 위장이다.

위(胃)는 음식물에서 생긴 다섯 가지 맛으로 된 오기(五氣)를 각각 그

맛을 좋아하는 장기로 보내게 된다. 즉 신맛의 기운은 간으로 가고, 쓴맛은 심장, 단맛은 비장, 매운맛은 폐, 짠맛은 신장으로 각각 찾아가게 된다.

따라서 오기의 관점에서 위에 문제가 생기면 다른 장기가 제 기능을 발휘하지 못하는 것이 바로 이런 이유 때문이다.

인체의 오장육부는 각각 독립적으로 존재하는 것이 아니라 서로 유기적인 상생의 관계를 유지한다. 그 구심점이 바로 위라고 할 수 있다. 동양의학의 이론적 바탕을 이루는 음양오행에 따르면 위를 중심으로 동쪽에는 간과 담, 서쪽에는 폐와 대장, 남쪽에는 심장과 소장, 북쪽에는 신장과 방광이 각각 자리하고 있으며, 비장은 위와 짝을 이뤄서 중앙에 자리한다고 말한다.

이와 같이 동서남북에 위치한 다른 오장육부는 중심에 있는 비장과 위장의 비위(脾胃)를 맞추고, 또한 비위에 거슬리지 않도록 성실히 도우미 구실을 하게 된다. 그래서 흔히 말하는 '비위를 맞추다.' '비위에 거슬리다.' '비위가 틀리다.'에서 알 수 있듯이 비장과 위장의 높은 위상(位相)을 짐작할 수 있다. 따라서 오장육부의 사통팔달에 해당하는 위의 건강 상태만 잘 다스려도 몸 전체의 건강을 보장할 수 있다.

사람의 얼굴 생김새를 인상(人相)이라고 하듯이 사람의 위장 상태를 위상(胃相)이라 한다. 인상을 보고 사람의 성품을 짐작하듯, 위상으로 그 사람의 건강상태를 알 수 있다. 그것은 위장의 소화력이 건강의 바로미터(barometer) 역할을 하고 있기 때문이다.

건강한 몸을 유지하기 위해서는 무엇보다 잘 먹고, 먹은 것을 잘 소화시킬 수 있는 소화기능이 좋아야 한다. 결론적으로 인체의 에너지 공급원인 먹거리를 제대로 소화시키지 못하면 영양공급과 신진대사가 잘 이뤄지지 않아 질병을 유발하고, 또한 질병 치유를 어렵게 만든다.

위암 발병률 세계 1위라는 불명예를 안고 있는 우리나라 사람들로서는 위장장애가 생겼을 때 위를 오히려 무력화시키는 항산제나 제산제를 사용할 것이 아니라 치유기공 등의 자연치유법으로 위를 다스리는 것이 효과적이다.

고수 따라하기

① 아침에 일어나 허리를 곧게 세우고 앉아 호흡을 길게 3번 입으로 내쉰다(밤새 위에 고인 탁한 기운을 입으로 모두 뱉어낸다고 생각한다).

② 공복에 침을 모아서 세 번에 나눠 삼키며 위를 부드럽게 한다(위액은 산성이고, 침은 알칼리성이기 때문에 위를 중화시키는 역할을 한다).

③ 배 위에 양손을 포개 올려놓고 손빛으로 그동안 위를 혹사시킨 미안함과 소화작용을 해준 고마움에 대한 사랑의 에너지를 보낸다(위가 활짝 웃으며 기분 좋아하는 모습을 상상한다).

눈 건강 치유기공

눈은 마음의 창이라고 하지만 건강의 창이기도 하다. 안구(眼球)의 빛깔, 구조, 위치에 따라 신체적 질환 유무를 판단하기도 한다. 의사들의 초기 진단법 중에 환자들의 눈꺼풀을 벌려서 안구의 상태를 살피는 것은 바로 이런 이유들 때문이다. 또한 생선을 고를 때 눈알의 상태를 보고 신선도를 판별하는 것은 눈이 가지고 있는 전체성을 잘 나타내 주는 것이다.

눈은 외부의 정보를 가장 많이 받아들이고, 또한 우리 몸 내부의 정보도 가장 많이 알고 있다. 왜냐하면 눈은 시신경에 의해 뇌와 직접 연결되어 있고, 따라서 그것은 신경계와 연결되어 있는 오장육부와 뇌의 상태를 긴밀히 알려주고 있기 때문이다. 그래서 오장육부와 뇌가 손상을 입었을 때 눈은 선명도와 기민함을 잃고 변하게 되는 것이다.

우리는 흔히 눈[目]하면 오장육부 중에 간(肝)하고의 상관관계에 대해서만 알고 있다. 왜냐하면 간에 이상이 생기면 눈에 황달현상 등이 나타난다는 인식이 자리 잡고 있기 때문이다. 그러나 의료기공에서는 오장육부의 정기(精氣)가 모두 눈을 통해 나타난다고 말한다. 눈은 몸 내부의 정기가 한데 모이는 곳으로 그 부위에 따라 오장육부의 기운이 각각 다르게 표출된다.

다시 말하면 눈의 중심 부위인 동공은 신장과 방광의 기운을 나타내고, 동공을 둘러싸고 있는 홍채는 간과 담의 기운을, 흰자위는 폐와 대장의 기운을, 눈꺼풀은 비장과 위의 기운을, 눈 꼬리 부위는 심장과 소장의 기운이 모이게 된다. 예컨대 신장과 간의 기운이 부족하면 동공과 홍채의 빛깔이 흐려져 눈이 침침하고 어지럽다. 폐의 기운이 부족하면 흰자위가 벌겋게 되고, 위의 기운이 부족하면 눈꺼풀 주위가 벌겋게 붓게 된다.

따라서 눈에 나타나는 문제점은 크게 두 가지 측면에서 나눠 볼 수 있다. 하나는 눈 자체에 생긴 염증이나 시각장애 등의 이상이 문제가 되는 경우이고, 또 다른 하나는 몸 내부와 연결되어 있는 특정 장기에 생긴 이상이 눈을 통해 나타나는 경우이다.

특히 후자의 경우는 눈을 통해 특정 장기를 간접 치유할 수 있으며, 눈과 특정 장기를 더욱 건강하게 하는 예방적인 치유관리도 할 수 있다.

고수 따라하기

① 엄지손가락을 제외한 나머지 손끝 부위로 감은 눈을 기분 좋게 눌러주며 눈동자의 기혈순환을 돕는다.
② 눈을 감고 두 손바닥을 마주 비벼서 따뜻하게 한 다음 손을 눈 위에 살짝 올

려놓고 손빛을 느껴본다.
③ 손빛과 연결된 상태에서 눈동자를 좌우, 상하, 대각선으로 각 3회씩, 그리고 원 그리기를 좌우 각 3회씩 한다.
③ 눈을 뜨고 바른 8자 그리기와 누운 8자 그리기를 좌우 각 3회씩 한다.

발 건강 치유기공

사람은 두 발로 걷는 신체 구조상 전신의 탁한 기운이 대부분 무릎 밑으로 모이게 된다. 탁기는 특히 발에 집중되어 있는 모세혈관과 경락의 흐름을 방해하면서 여러 가지 질병의 원인이 되고 있다.

따라서 발로 모인 탁한 기운을 간단한 발 체조법으로 제거하면 발이 젊어지며 늘 기운이 샘솟는 건강한 몸을 유지할 수 있게 된다. 사람의 체중을 떠받치고 있는 발은 그 무게를 감당하느라 늘 일정한 손상을 입게 된다. 손상을 입었을 경우 그것을 제때에 바로잡지 않으면 발의 기능이 약화되어 발의 노화를 재촉하게 된다.

발이 노화되면 몸이 쉽게 피로해져 전신의 기혈순환을 방해하게 된다. 그래서 흔히들 "노화는 발로부터 시작되고, 피로도 발로부터 온다."고 말한다.

땅을 딛고 서 있는 발바닥은 몸무게의 완충역할도 하지만 땅의 에너지[地氣]를 흡수하고, 몸속의 탁한 에너지[邪氣]를 땅으로 배출시키는 작용도 하게 된다. 그리고 발은 심장으로부터 가장 멀리 떨어져 있으며, 가장 많은 모세혈관이 분포되어 있고 거기에는 많은 양의 혈액이 순환되고 있다.

그런데 심장으로 돌아갈 발 부위의 혈액은 심장과 멀리 떨어져 있는 관계로 심장으로 다시 거슬러 올라가는 데 어려움을 겪기 마련이다. 따라서 발이 노화되어 제 기능을 발휘하지 못하거나 발의 유연성, 탄력성 등이 떨어져 혈행[血行]이 순조롭지 못하면 생기[生氣] 없는 몸으로 변하게 된다. 또한 의료기공에서는 발바닥과 몸속의 장기들이 경락으로 연결되어 있고, 각 장기들의 반사구가 분포하는 발바닥을 전신을 투영하는 신체의 축소판으로 규정한다.

이러한 발바닥에 기혈의 흐름이 장애를 일으키면 발이 차고 저린 현상이 나타나며 신체 각 부위에 그대로 반영된다. 특히 발가락의 움직임이 원활하지 못하면 발의 노화가 진행되고 있음을 나타내는 것이고 오장육부의 에너지 흐름에 경고등이 켜진 것을 의미한다. 그리고 발의 노화에 따른 내장기관의 이상 징후는 신발 닳는 부위만 보고도 알 수 있다. 예를 들어 신발이 바깥쪽으로 닳으면 간에 문제가 있고, 안쪽으로 닳으면 소화기관에 문제가 있다고 짐작하게 된다.

고수 따라하기

① 바닥에 앉아서 다리를 앞으로 쭉 내밀고 심호흡을 3회 한다.
② 엄지발가락과 둘째발가락을 서로 마찰시킨다(약 200회).
③ 발가락 전체를 1분 동안 강하게 오므렸다가 서서히 펼치며 이완시킨다(3회 반복).
④ 양쪽 발뒤꿈치를 모아서 양발을 서로 엄지발가락 쪽으로 탁탁 부딪친다(30회).
⑤ 마무리 동작으로 양발끝을 앞으로 쭉 펼치며 기지개 키듯이 발 전체를 늘려준다.

불면증 치유기공

인류 역사의 3분의 1은 수면의 역사다. 인간을 비롯한 모든 동물은 주행성이든 야행성이든 반드시 잠을 자기 마련이다. 특히 인간은 주행성으로 낮에 활동하고 밤에 잠을 자면서 휴식을 취하도록 진화해 왔다.

그러나 문명이 발달하면서 인류는 밤에 활동하는 시간이 늘어나면서 신체의 균형, 즉 음기와 양기의 균형이 깨지면서 여러 가지 정신적·신체적인 문제를 만들고 있다.

낮의 태양은 밝은 양기를 주관하며, 밤에 뜨는 달은 어두운 음기를 주관한다. 사람은 달과 같은 어두운 음기 상태에서 잠이 잘 온다. 따라서 음기가 줄고 양기가 극성을 부리면 잠이 잘 오지 않게 된다.

〈동의보감〉에서도 불면증의 원인을 "잠을 잘 못 자는 것은 음기가 줄어들어 양기가 성한 것이다."라고 말한다.

누구나 할 것 없이 현대인은 이런저런 스트레스에 시달리고 있다. 스트레스는 몸을 흥분시키고, 혈압을 올리고, 소화장애를 일으키고, 면역력을 약화시키는 등 양기를 위로 치솟게 하는 원인제공을 하게 된다.

인체에 양기가 넘치면 상대적으로 음기가 줄어들면서 결국 불면증으로 인해 고혈압, 갑상선질환, 심장질환, 당뇨병 등을 일으키는 요인으로 발전한다.

그래서 불면증을 물리치고 잠을 잘 자게 하는 방법들로 음기와 양기와 관련된 치유법을 몇 가지 유형으로 나눠서 알아보도록 하자.

잠과 연관 있는 식품으로는 널리 알려진 대로 상추와 커피를 들 수 있다. 잠을 잘 오게 하는 상추는 음기의 성질을 가진 대표적인 식품이고, 커피는 잠을 방해하는 양기의 성질을 강하게 띠고 있다.

또한 잠자는 자세도 중요하다. 그래서 공자님도 잠에 대해서 한 말씀 하셨다. "죽은 사람 같이 반듯이 누워서 자지 말고 옆으로 구부려 자는 것이 잠을 잘 오게 하는 비결이다."라고 당부하고 있다.

따라서 옆으로 잘 때는 오른쪽으로 구부려 자는 자세가 음기를 높여주는 바른 자세로 알려져 있다. 호흡법도 중요하다. 들숨은 교감신경과 연결되어 있고, 내쉬는 날숨은 부교감신경과 연결되어 있다. 양기의 성질인 교감신경은 몸을 흥분·긴장시키고, 음기의 성질인 부교감신경은 몸을 안정·이완시키는 작용을 하므로 날숨을 통해 부교감신경을 자극하면 편안한 상태에서 잠이 잘 오게 되는 것이다. 평소에 가늘고 길게 내쉬는 숨을 습관화하면 양기를 진정시키고 음기를 활성화시켜 편안한 잠을 잘 수 있을 것이다.

또한 불면증 극복에 필요한 운동요법으로는 하루 한 시간씩 걷는 것이 좋다. 다리는 음기의 저장소이다. 천천히 걷는 것은 뇌에 집중된 기운을 발로 내려서 다리근육을 활성화시켜 음기를 키우는 데 좋은 운동법이다. 그리고 머리의 양기를 하체로 내리고 하체의 음기를 머리로 올리는 치유기공을 통해 불면증을 극복할 수 있다.

고수 따라하기
① 편안한 옷을 입고 다리를 어깨너비만큼 벌리고 선다.
② 상하로 온몸을 흔들면서 긴장을 충분히 발끝으로 털어내고 천천히 동작을 멈춘다.
③ 무릎을 발끝이 보이지 않을 만큼 굽히고, 눈을 감고 혀끝은 입천장에 살짝 붙인다.
④ 양팔은 나무를 안고 있는 참장공 자세를 취한다. 양손끝은 5cm 정도 간격을 띄운다.
⑤ 매일 잠자기 전 10분 정도 수련한다.

산후풍 치유기공

산후풍 환자들의 대부분은 오랫동안 산후풍의 고통에 시달려 오면서 이런저런 치료법도 백약이 무효라는 것을 잘 알고 있다.

질병의 발생 원인으로는 주로 마음의 변화에서 오는 내부적 요인과 기후의 변화에 따라 생기는 외부적 요인, 즉 육기(六氣 : 풍風, 한寒, 서暑, 습濕, 조燥, 화火)를 지목한다.

의료기공에서는 특히 외부에서 들어오는 기운 중에서 풍(風)은 만병의 으뜸이라고 말한다. 대표적인 것이 중풍과 산후풍이다.

산후풍은 출산 후 산후조리를 잘못하여 생기는 것으로, 말 그대로 산후에 바람을 맞는다는 의미이다. 출산 후에는 자궁이나 골반의 상태가 매우 허약하고 기능이 떨어지게 된다. 이러한 상태에서 외부의 찬기운이 들어오게 되면 곧바로 관절과 뼛속으로 스며들면서 몸 전체의 기혈순환에 장애를 일으키게 된다. 주로 나타나는 증세가 허리나 무릎, 발목, 손목 등 관절의 통증이고, 또한 특정 부위가 시리고 저리고 심지어 가슴이 두근거리고 불안 증세를 나타내기도 한다.

이러한 산후풍의 주범인 찬기운에는 바람(風)뿐 아니라 습기(濕)도 포함되어 있다. 그래서 산후에는 찬바람을 조심하고 찬물에 손을 담그거나 찬물에 몸을 씻는 것은 금기사항이다. 특히 산후에는 체내에 수분이 많은 관계로 땀을 많이 흘리게 되는데, 축축한 땀을 제때 닦지 않고 땀에 젖은 옷을 장시간 입고 있으면 습한 기운이 뼛속 깊이 스며들어 산후풍의 중요한 원인이 된다. 뼛속에 스며든 습한 기운은 좀처럼 빠져나가질 않고 산후에 계속해서 이상 반응을 일으키게 된다.

우리 몸에서 기운의 흐름이 가장 잘 막히는 곳이 관절 부위이다. 기운의 흐름이 왜곡된 산후풍이 주로 관절 부위에 문제를 일으키는 것은 바로 그런 이유 때문이다. 따라서 풍과 습을 제거하여 기운의 흐름을 좋게 하면 산후풍에서 벗어날 수 있다.

우리 몸에는 풍과 습을 관장하는 비밀의 장소가 있다. 그곳은 꼬리뼈 위에 있는 역삼각형으로 생긴 천골이다. 의료기공에서는 이 천골을 산후풍 치유에 적극적으로 이용하고 있다.

고수 따라하기

① 먼저 양손바닥을 마주 대고 뜨거워질 때까지 충분히 비빈다(손바닥에 생긴 열기는 강렬한 손빛이 된다).
② 손빛으로 저리고 시린 부위를 가볍게 두드린다(풍과 습을 가장 효과적으로 제거하는 방법은 관절과 뼈를 두드리는 것이다).
③ 꼬리뼈 위에 있는 천골을 손빛으로 강하게 문지른다(천골 부위가 후끈거릴 때까지 문지른다).
④ 가운데 손가락으로 꼬리뼈를 상하로 마찰시킨다.

피부 건강 치유기공

인체의 피부 밑에 실개천처럼 흐르고 있는 에너지 통로를 경락(經絡)이라 한다. 오장육부와 연결된 경맥(經脈)과 그 경맥에서 가지를 뻗어 온몸에 걸쳐 분포되어 있는 락맥(絡脈)을 합쳐서 경락이라 부른다.

마른수건으로 피부를 건포 마찰하듯 피부를 손바닥으로 마찰시키게 되면 피부건강은 물론 피부 밑을 흐르는 경락을 자극하여 기의 흐름을 촉진시키게 된다. 기의 흐름이 원활해지면 혈행(血行)이 좋아져서 탄력적인 피부와 건강한 오장육부를 만들 수 있다.

인체의 내장기관을 오장육부로 분류하듯, 우리 몸의 형체를 이루고 몸을 지탱하는 피부, 근육, 뼈, 힘줄, 맥으로 된 다섯 가지 구성요소를 오체(五體)라 한다. 오체 중에서 우리 몸 방어의 최일선에 포진하고 있는 것이 피부조직이다.

피부는 외부에서 풍한(風寒)의 사기(邪氣)가 가장 먼저 침범하는 곳으로 피부 아래를 흐르는 경락이 사기를 방어하는 역할을 한다. 또한 피부는 몸의 온도조절, 피부호흡 등을 포함한 여러 가지 생리적 조절 기능을 갖추고 있다.

특히 피부는 내·외부의 환경에 가장 민감한 반응을 나타내는 기관이다. 예컨대 태양의 자외선에 피부를 장시간 노출시키거나, 술·

담배를 과도하게 하면 피부노화가 촉진되고, 심한 스트레스는 피부 트러블을 일으키는 요인이 된다. 이처럼 내·외적인 요인으로 피부 관리를 소홀히 하게 되면 금방 피부 조직에 문제를 일으키게 된다. 이럴 때 손쉽게 할 수 있는 피부 건강법이 손빛으로 피부를 마찰하는 손바닥 마찰법이다.

손바닥을 따뜻하게 비벼서 손빛으로 피부를 마찰하게 되면 기의 흐름이 좋아지면서 생기 넘치는 피부를 만들 수 있다. 그리고 피부를 부드럽게 마찰시키면 자율신경 중 부교감신경을 자극하여 몸과 마음을 다 같이 이완시킬 수 있다.

또한 피부 마찰로 열이 발생하면 피부의 모세혈관을 확장시켜 피부 표면에 혈액이 많이 모이게 하여 혈압을 안정시키고 피부에 충분한 영양공급을 하게 된다. 이러한 피부 마찰은 피부를 빛나고, 유연하고, 선명하게 하여 건강하고 탄력적인 피부를 만들 수 있다.

그리고 무엇보다 중요한 것은 오장육부와 연결된 경락을 자극시켜 신체 내부적 질환을 예방하고 치유할 수 있는 효과를 얻게 된다.

손은 모세혈관과 말초신경이 가장 많이 몰려 있는 탁월한 에너지 기관이다. 손바닥을 마주 비벼서 열을 발생시키면 모세혈관이 확장되어 혈행이 좋아지고, 말초신경이 예민해져 손바닥의 에너지가 증폭된다. 이러한 손바닥으로 얼굴과 목, 가슴, 등, 팔과 다리를 마찰시킨 다음 손끝으로 머리쪽 두피를 마찰시키게 되면 건강한 몸을 늘 유지할 수 있다.

고수 따라하기

① 옷을 벗은 상태로 손바닥을 충분히 비벼서 따뜻하게 손빛을 만든 다음 좌우로 원을 그리듯 얼굴과 목을 부드럽게 마찰시킨다.
② 또다시 손을 따뜻하게 한 다음 손빛으로 가슴과 복부를 마찰시킨다.
③ 손이 잘 미치지 않는 등쪽 부위도 손바닥이 닿는 데까지 마찰시켜 준다. 이때는 관절을 늘리는 스트레칭 효과도 함께 볼 수 있다.
④ 팔과 다리도 같은 요령으로 마찰시킨 다음, 마지막은 손끝으로 머리를 빗질하듯 뒤로 빗어넘기며 두피를 마찰시키고 손끝으로 머리 전체를 가볍게 두드려 준다.

간담 건강 치유기공

간담을 따뜻하게 하면 몸에 에너지가 살아난다. 의료기공에서는 간과 담(쓸개)을 우리 몸의 기운을 낳는 근원지라고 말한다. 즉, 간은 생기를 낳고 담은 용기를 키우는 곳으로 지목한다.

서양에서도 간을 Liver라고 하며, 그 어원을 '몸을 살리다(Live).'에서 찾고 있다. 이와 같이 동서양 모두 간과 담은 우리 몸에 생기를 불어넣는 곳으로 해석한다.

동양의 음양오행에서는 간을 절기상 만물이 생동하는 봄과 통하며, 또한 자연현상 중 나무의 성질에 해당된다고 말한다. 그만큼 간을 다른 장기들보다 생동감 있고 기운이 넘치는 기관으로 인식하고 있기 때문이다. 의학자들은 간이 우리 몸을 위해서 하는 많은 일들 중 해독작용이 주기능이라고 말한다. 이것을 의료기공의 관점에서 보면 간은 탁기를 제거하고 생기를 만들어내는 곳으로 비교할 수 있다.

그리고 간과 담은 우리의 감정 상태에 가장 민감한 반응을 나타낸다. 우리가 일상생활에서 감정적으로 내뱉는 말들 중, 간담이 들어가는 말이 많은 것은 바로 그런 이유 때문일 것이다.

특히 "간담이 서늘하다."는 말에 주목할 필요가 있다. 먼저 이 말은 극도의 공포로 인해 몹시 놀라서 섬뜩함을 느낄 때 나오는 무의식적인 말이다. 즉, 공포감을 느낄 때 간담이 서늘하게 식는다는 지극히 본능적인 표현이다. 또한 화를 낼 때도 마찬가지이다. 화를 내면 간에서 불[火]기운이 빠져나가기 때문에 간은 냉기를 머금게 된다. 이와 같이 간담은 공포가 밀려오고 화를 냈을 때 냉기 상태가 되어 전신의 기운을 급격하게 떨어뜨리게 된다.

의료기공에서는 따뜻한 온기 상태를 에너지가 충만한 것으로, 그리고 반대로 차가운 한기와 냉기 상태는 에너지가 소실된 것으로 본다. 따라서 간담을 치유기공법으로 따뜻하게 해주면 생기 있는 몸을 유지할 수 있다.

이와 같이 간과 담은 서로 갈라설 수 없는 불가분의 관계를 맺고 있다. 비장과 위장이 부부관계를 이루며 '비위'로 합쳐서 불리듯이 '간담' 또한 음양 관계를 이루며 숙명적인 부부의 연을 맺고 동고동락하게 된다. 이러한 간담의 부부가 따뜻한 보금자리를 이루고 건강하게 살 수 있도록 치유의 손길을 보내주어야 한다.

고수 따라하기

① 바닥에 반듯이 누워서 심호흡을 세 번하며 몸을 이완시킨다.
② 양손바닥을 서로 비벼서 따뜻하게 하여 손빛을 강렬하게 한다.
③ 먼저 오른손바닥으로 왼쪽 맨 아래 늑골(갈비뼈) 부위를 가로로 36회 문지른다.
④ 왼손바닥으로 오른쪽 맨 아래 늑골(갈비뼈)부위 가로로 36회 문지른다.
⑤ 맨 아래 좌우 늑골 밑 부위를 따라가며 손가락 끝으로 지그시 눌러준다(누를 때는 반드시 날숨에 따라 눌러준다).
⑥ 딱딱한 냉기 상태가 부드러운 온기 상태가 될 때까지 지속적으로 문지르고 눌러준다.

에너지 충전 치유기공

우리 몸에 에너지를 공급하는 음식물에는 두 가지 기운이 존재한다. 영양분을 보충시키는 영기(營氣)와 인체의 방위를 담당하는 위기(衛氣)

다. 이들 두 기운 중, 영기는 혈관으로 들어가 전신을 순환하며 세포에 영양분을 공급하고, 위기는 경락을 타고 전신을 흐르며 활기를 불어넣는다. 이러한 영기와 위기가 체내에 원활히 흡수되어 균형을 잘 이뤄야 면역력이 강화되면서 인체의 자연치유력이 높아진다.

땀을 많이 흘리고 쉽게 지치는 여름철은 우리 몸의 기운을 급격히 고갈시키게 된다. 그래서 많은 사람들이 소모된 기운을 보충하기 위해 가을철에 보양식 등 영양가 있는 먹거리를 찾게 된다.

그러나 아무리 좋은 보양식을 먹어도 체내 흡수 능력이 떨어지면 음식물 속에 있는 영기와 위기를 몸에 제대로 공급할 수 없는 것은 당연한 이치다.

현대인은 대부분 먹을 것이 부족하여 질병에 걸리는 것이 아니라 먹은 것을 체내에 제대로 흡수하지 못하기 때문에 문제를 일으키는 경우가 많다.

따라서 음식물의 기운을 체내에 흡수시키는데 관여하고, 한기(寒氣)의 배출작용을 관장하는 쓸개경락을 자극하게 되면 문제를 효과적으로 해결할 수 있다.

인체의 오장육부 경락 중, 특히 쓸개경락은 영기가 혈관에 잘 흡수되도록 도와주고, 또한 전신의 경락과 뼛속의 한기를 제거하여 위기가 전신을 잘 순환하도록 도와준다.

우리는 흔히 기운이 충만한 사람을 "혈기가 왕성하다."라는 말을 사용한다. 여기서 말하는 '혈기(血氣)'는 영기와 위기를 뜻한다. 즉 '혈'은 영기, '기'는 위기를 의미한다. 음식물로부터 영기와 위기의 기운이 제대로 흡수되지 않으면 혈기가 약해진다. 혈기가 약해져 전신에 기운이 고갈되면 오장육부 중 간(肝)은 오히려 화기(火氣)가 왕성해져 수면을 방해하여 잠 못 이루는 고통의 밤이 찾아온다.

잠을 충분히 자지 못하면 몸은 점차 허(虛)해지고 반대로 간의 화기는 더욱 왕성해져 쓸개즙이 분비되지 않아 음식물의 기운을 제대로 흡수하지 못하는 악순환이 계속된다. 또한 간에 화기가 왕성해지면 간의 에너지를 소진하게 된다. 간의 기운이 고갈되면 다른 부위의 에너지를 끌어다 쓰기 때문에 전신의 기운을 떨어뜨리게 된다.

따라서 간에 생기를 불어넣고 쓸개즙 분비를 촉진시키려면 쓸개경락을 효과적으로 자극해주는 것이 좋다. 쓸개경락은 인체의 귀 언저리에서 시작하여 옆구리와 다리 측면을 따라 네 번째 발가락쪽으로 흐르게 된다. 그중에 엉덩이 옆쪽에서 무릎 옆쪽에 이르는 부위를 집중 자극하게 되면 효과적인 쓸개경락 치유기공법이 될 수 있다.

고수 따라하기
① 의자에 앉아서 두 손바닥을 따뜻하게 비벼서 손빛을 만든다.
② 두 손바닥을 사용하여 각각 엉덩이 옆쪽에서 무릎 옆쪽 방향으로 문질러준다(9회).

③ 두 주먹으로 주먹 아래 권륜을 사용하여 각각 엉덩이 옆쪽에서 무릎 옆쪽 방향으로 조금 아플 정도로 두드려 준다(5분 이상).
④ 주먹으로 5분 이상 두드린 후, 2번과 같이 손빛으로 문질러주며 운기법을 마무리 한다.

우울증 치유기공

몸이 허하면 화기가 쌓이게 되고, 화기가 쌓여서 울화되면 마침내 우울증으로 발전하게 된다. 특히 담(쓸개)의 기운이 허하면 쉽게 놀라거나 불안 초조하여 우울증을 불러올 수 있다.

따라서 치유기공법으로 쓸개의 기운, 즉 담력(膽力)을 키우게 되면 우울증을 극복하는 데 도움을 줄 수 있다.

남녀노소 가리지 않고 우울증으로 고통 받는 사람들이 늘고 있는 것이 현실이다. 통계에 의하면 현대인들의 10명 중 3명은 우울증에 시달린다고 한다. 문화적 요인 때문인지 환경적 요인 때문인지는 확실치 않지만 아무튼 우울증의 심각성은 개인적인 삶에 전반적인 영향을 끼칠 뿐만 아니라 사회적 문제로까지 제기되고 있다는 데 그 심각성이 커져가고 있다. 그 예로 우울증으로 인한 자살률이 최근 급등하고 있는 것이 이를 방증하고 있다.

우울증은 특히 개인의 감정, 생각 등의 심리적 상태와 신체적 행동 등 몸과 마음에 다 같이 복합적인 변화를 일으키는 심각한 질환으로 알려져 있다. 하지만 항우울제나 약물요법 등으로 치료하는 데는 우울증의 발병 메커니즘이 복합적이고 너무 변화무쌍하기 때문에 한계가 있는 듯하다. 그러나 약물에 의존하지 않고 대체요법의 일환인 치유기공으로 의식적, 신체적인 전인적 치유를 하게 된다면 우울증에서 해방되어 정상적인 생활로 돌아갈 수 있을 것이다.

옛말에 '간 떨어지겠다.' '간이 콩알 만해졌다.' '쓸개 빠졌다.' '담력이 크다, 작다.' 등은 오장육부의 기능 중 '간과 담'을 빗대어 마음의 상태를 은유적으로 나타내는 말들이다.

서로 음과 양의 부부관계를 맺고 있는 간과 담은 의료기공에서 결단력과 줏대, 용기를 나타낸다고 말한다.

생리학적으로도 담낭이 허약하면 얼굴이 창백하고 몸은 무기력하여 의욕이 저하되고 어깨는 늘 축 처져 있고 움직이기 싫어 누워있는 시간이 많아지게 되는 것이다.

의료기공에서는 양다리 옆쪽을 따라 흐르는 담 경락이 약해졌거나 막혀 있으면 담낭의 온도가 떨어지게 된다고 말한다.

만약 담낭의 온도가 적정수준 이하가 되면 담즙이 묽어져 담낭에서 열기를 심장으로 보내지 못하게 되므로 잘 놀라고 두려움과 허무감을 많이 느끼고 정신이 산란하고 끝없이 생각을 일으켜 자신만의 생각에 갇혀서 위험한 길로 빠져들기도 한다.

이러한 담낭을 주관하는 담경이 흐르는 담경을 자극하고 해당 발가락을 자극하면 담이 활성화되어 담력을 키울 수 있다.

> **고수 따라하기**
> ① 양손과 양발바닥을 각각 손뼉 치듯 자주 맞부딪친다.
> ② 손바닥 가운데 노궁혈과 발바닥 가운데 용천혈을 엄지손가락으로 자주 눌러준다.
> ③ 발가락을 자주 움직인다. 특히 담경의 종착지인 네 번째 발가락을 집중 자극시킨다.
> ④ 양다리 바깥쪽 옆의 바지 재봉선이 지나가는 부위를 주먹 권륜 부위로 두드리고, 손바닥으로 엉덩이 부위에서 발쪽으로 쓸어내리는 것을 반복한다.

심통 잠재우는 치유기공

심장을 중심으로 한 순환계와 폐를 중심으로 한 호흡계는 생명유지에 핵심기관이다. 이 두 개의 기관을 흔히 심폐기능이라 하며, 이 둘은 서로 혈액이라는 매개체를 통해 밀접한 관계를 맺고 있다. 심장의 가슴 두근거림과 폐에서 비롯된 숨이 찬 증세가 동반해서 나타나는 것이 바로 그런 이유 때문이다. 이와 같이 심장과 폐에서 나타나는 가슴 아픈 증세를 심통이라 부르며, 심통은 신체의 상하 기 흐름을 차단하여 때에 따라서 생명을 위태롭게도 한다.

심통(心痛)이란, 원래 심장을 포함한 가슴 부위 전체의 아픔을 일컫는 말이다. 따라서 가슴 부위 통증은 관상동맥경화증, 협심증, 심근경색, 심장판막증, 심부전 등과 같이 심장과 관련된 질환이 주를 이루기 때문에 심통이라 한다. 또한 마음[心]과 심장(心臟)의 연관성으로 봤을 때, 가슴 속의 심장을 상징적인 의미로 나타내기 위한 것이라고 생각한다. 그래서 뭔가 못마땅한 마음을 나타내는 것을 우리는 흔히 "심통 부린다."라고 말한다.

심장의 이상 증세는 대체로 심장의 박동 수, 맥박, 호흡 등이 고르지 못하며, 가슴 통증, 두근거림, 불안감, 현기증 등으로 나타난다.

심장질환 중 특히 주의를 기울여야 할 질환이 '관상동맥경화증'이다. 돌연사를 불러오는 관상동맥질환은 심장질환의 80~90%를 차지한다는 통계가 있다. 이러한 관상동맥경화증은 협심증, 심근경색, 심장마비, 고혈압 등은 물론이고 뇌혈관질환인 중풍을 일으키는 직접적인 원인이 되기도 한다.

관상동맥은 심장을 둘러싸고 있는 심장만의 전용 동맥으로서 심장 근육에 혈액과 산소를 공급해 심장이 끊임없이 일을 할 수 있도록 하는 생명줄인 셈이다. 관상동맥경화증은 관상동맥의 내벽에 콜레스테롤이나 지방 찌꺼기 등이 달라붙어 혈관이 좁아지는 증상으로 혈액의 순환을 방해하게 된다.

따라서 콜레스테롤과 칼로리가 높은 식품을 줄이고 관상동맥을 강화하는 신선한 채소, 과일, 현미, 해조류, 어류 등을 많이 섭취하는 것이 바람직하다. 다른 영양소와 다르게 지방은 몸에 들어가면 합성이나 화학반응을 일으키지 않고, 먹는 지방 그 상태로 흡수되므로 먹을 때 양질의 불포화지방산을 골라서 섭취하는 것이 건강에 좋다. 그리고 과로와 흡연을 금하고, 정신적 충격과 스트레스에서 벗어나야 하며, 규칙적이고 적당한 운동이 필수적이다.

의료기공에서는 심장이 위치한 가슴 한가운데를 중단전이라 하여 중요한 기치유점으로 부른다. 양 유두 사이에 있는 전중혈의 중단전은 심장과 폐를 관장하며 심통을 다스리는 치유에너지 센터이다. 이곳에 손바닥이나 손끝을 올려놓고 에너지를 모으면 심통은 서서히 눈 녹듯 사라지게 된다.

고수 따라하기

① 등을 곧게 펴고 편안한 자세로 앉는다.
② 흉선 부위를 손빛으로 가볍게 두드린다(36회).
③ 눈을 감고 마음의 눈으로 중단전을 바라보며 천천히 호흡을 내쉰다.
④ 가운데 손가락을 세워서 숨을 내쉴 때마다 전중혈을 지그시 누르기를 반복한다(36회).

⑤ 전중혈에 10cm 간격을 두고 오른쪽 손바닥을 올리고, 그 위에 왼손바닥을 포개서 손빛을 연결한다. 이때 날숨을 통해 손빛이 강렬해진다고 의념한다 (한번에 15분씩 매일 반복한다).

만병통치 4관 치유기공

몸에 있는 중요 혈자리를 눌러주기만 해도 특정 질병이나 증상의 치유 효과를 볼 수 있다. 특히 손등과 발등에 자리하고 있는 합곡혈(合谷穴)과 태충혈(太衝穴)은 신체의 경혈 중 만병통치점으로 불릴 만큼 여러 가지 질병과 증상을 다스리는 데 탁월한 효과가 있다.

합곡과 태충은 양손발을 합쳐서 네 군데의 혈자리로 이뤄져 있으며, 이들을 통해 몸 전체로 기운이 들고나는 관문이라 하여 4관(四關)이라 부른다. 따라서 4관을 수시로 눌러주거나 문지르게 되면 각종 질병의 놀라운 치유 효과를 볼 수 있다.

우리 몸을 단순히 손으로 문지르고 눌러주기만 해도 혈액순환과 신진대사를 촉진시키고, 땀샘 및 피지샘을 자극하여 피부의 윤기와 탄력을 좋아지게 한다. 그 이유는 손이 닿는 조직 부위의 모세혈관을 확장시켜 적혈구와 백혈구의 생성을 증가시키게 되므로 세포조직의 재생력을 높여주기 때문이다. 이러한 단순한 수기요법도 기혈(氣血)의 운행과 경락(經絡)의 소통을 원활하게 하여 기력을 회복시키는 작용을 한다.

동양의학에서는 생명유지에 필요한 기혈의 운행통로를 경락이라 한다. 경락이 막히면 오장육부를 비롯한 전신의 기혈 흐름이 순조롭지 못해 질병이 발생하게 된다.

그리고 막힌 경락을 뚫어주는 자리를 경혈(經穴)이라 한다. 경혈은 뼈와 뼈 사이, 뼈와 근육 사이에 있는 치유점으로 흔히 급소라 부르는 곳이다. 우리 몸 좌우 전신에는 약 657개의 경혈이 분포되어 있다. 그중에서 합곡과 태충혈은 몸 전체를 방어한다고 해도 과언이 아닐 만큼 우리 몸의 요새와 같은 치유 요충지로 알려져 있다.

엄지와 검지 사이에 있는 합곡혈과 엄지와 둘째발가락 사이에 있는 태충혈은 마치 호랑이 입과 같이 생긴 곳에 위치한다고 하여 호구(虎口)라 부르기도 한다.

합곡혈을 손가락으로 누르거나 문질러서 자극하게 되면 신경쇠약, 두통, 구강염, 목 질환, 발열, 눈병, 소화불량, 고혈압, 저혈압, 비염, 치통, 생리통, 감기, 눈밑 주름, 피부미용, 신경통 등이 치유된다. 또 태충혈을 자극하게 되면 간염, 장염, 가슴통증, 두통, 불면증, 현기증, 고혈압, 요통, 생리통, 자궁질환, 냉대하, 전립선염, 요도염, 근육 탄력 증대, 혈액순환, 성기능 강화 등 열거하기 힘들 정도로 많은 질병들의 치유 효과를 4관을 통해 거둘 수 있다.

특히 이들 4관은 우리 몸이 각종 질환이나 병증으로 기진맥진(氣盡脈盡) 했을 때, 즉 온몸의 기운이 질병과 싸우느라 기운이 모두 소진(消盡)되었을 때 비상 충전소 역할을 하게 된다.

고수 따라하기

① 양손을 털면서 손목과 손가락 관절의 긴장을 충분히 풀어준다.
② 합곡혈과 태충혈을 찾아서 엄지손가락은 혈자리에 대고 나머지 손가락은 손바닥이나 발바닥에 대고 한번에 3초간 지그시 눌러주거나 원을 그리며 몇 차례 반복 자극한다.
③ 기지압 후에 물을 마시면 신진대사가 활성화되고, 몸 안의 독소가 외부로 빠져나가 치유 효과를 더 높일 수 있다.

오십견 치유기공

어깨 통증의 가장 대표적인 질환이 오십견(五十肩)이다. 오십견은 말 그대로 50세 전후의 사람들에게 흔히 나타나는 어깨관절의 운동장애질환이다. 어깨 부위의 통증은 무릎이나 허리 통증과 함께 누구나 한 번쯤 경험할 정도로 흔한 질환이다.

통증의 원인도 다양하고 증상도 비슷해서 정확한 원인을 찾아서 치료하는 게 문제 해결의 지름길이다. 자가진단으로 치료법을 잘못

선택할 경우 오히려 병을 키울 수 있다.

　어깨관절은 몸 전체의 관절 중 움직일 수 있는 가동범위가 가장 넓은 관절이다. 오십견은 어깨관절의 윤활유 구실을 하는 활액포(滑液包)의 염증으로 관절에 유착되면서 발병하게 된다는 것이 서양의학적인 소견이다. 그러나 의료기공의 관점에서는 어깨 부위에 어혈이 뭉치면서 발생하는 기혈순환 장애로 보고 있다.

　따라서 오십견은 뭉친 어혈로 인해 기혈이 막히면서 어깨 부위의 통증이 극심하고, 옷을 입을 때나 벗을 때, 버스나 지하철의 손잡이를 잡을 때 팔 동작의 제약과 어깨의 통증을 느끼게 된다. 오십견이 심해지면 특히 밤에 어깨뿐 아니라 뒷목이 뻣뻣해지면서 돌아눕기조차 힘든 상황이 된다. 이때부터 밤잠을 설치게 되고 심신이 지치면서 삶의 질은 급격히 떨어지게 된다.

　어깨관절에 어혈이 뭉치는 원인으로는 관절의 퇴행성 변형, 근육의 염증, 인대의 파열 등이 직접적인 원인일 수 있지만 당뇨병이나 고혈압 등의 간접적인 원인일 수도 있다. 당뇨병이 있으면 오십견의 발병률이 5배 이상 증가하는 것으로 알려져 있다.

　이와 같이 오십견의 발병 원인은 매우 다양하게 나타나고 연령층도 다양해진다. 어깨부상으로 어깨관절을 오랫동안 사용하지 않았거나 어깨관절에 지나친 스트레스가 가해져 퇴행성 변화가 급속히 진행되면 젊은층에서도 발생할 가능성이 높아지기 때문이다.

그러나 오십견이 발생하여 1~2년이 지나면 환자의 절반 이상은 자연치유 되는 것으로 알려져 있다. 우리 몸의 파수꾼인 자연치유력의 활약으로 특별한 처치를 하지 않아도 어깨 문제를 정상적으로 되돌려 놓을 수 있다는 것이다. 나머지 환자의 절반은 자연치유력의 약화로 적절하게 대응할 수 없기 때문에 회복이 불가능할 따름이다.

그렇다면 오십견의 간단한 치유법은 우리 몸의 자연치유력을 도와주고 응원해주면 될 것이다. 자연치유력은 몸이 이완된 상태에서 가장 활기를 띠고 따뜻한 온기와 부드러운 운동을 좋아한다. 반대로 몸이 긴장되고 강압적인 자극을 자연치유력은 싫어한다. 다시 말해 억지로 팔을 들어 올리는 강제적인 운동요법을 자연치유력은 거부하며 자연스럽고 부드러운 운동을 좋아한다는 것이다.

고수 따라하기

① 두 다리를 벌리고 편안한 자세로 서서 어깨를 들썩거려 진동시키며 어깨관절의 긴장을 발밑으로 털어낸다(어깨뼈와 붙어있는 내근에서 열이 생길 때까지 10분 이상 진동을 지속한다).
② 양팔을 서로 엇갈려서 팔을 회전시킨다(양팔을 서로 엇갈려서 회전하면 역근을 자극시켜 어혈을 쉽게 풀어 내린다).
③ 손바닥으로 겨드랑이 부위를 충분히 두드려준다.
④ 손바닥을 따뜻하게 비벼서 손빛으로 어깨 통증 부위에 10분 이상 올려놓는다.

무릎 건강 치유기공

등산할 때나 걸을 때 무릎관절이 시큰거리고 심한 통증을 느끼게 되면 신체적 불편은 물론이고 삶의 질도 떨어지게 된다. 만약 무릎에 문제가 있다고 움직이는 것을 두려워한다면 하체의 기력은 점점 더 약해져 무릎통증을 더욱 악화시키게 될 것이다.

무릎관절에 부담을 주지 않고 움직이는 치유기공을 꾸준히 따라 하게 되면 지긋지긋한 무릎통증에서 벗어날 수 있다.

우리 몸의 무릎관절은 팔꿈치관절과 마찬가지로 한쪽 방향으로만 구부러지는 경첩관절이라 부른다. 따라서 어떠한 이유로 장애가 생겼을 때도 경첩과 같이 '굽혔다' '폈다' 하는 굴신운동이 가장 효과적인 치유법이 될 수 있다.

굴신운동을 통해 **뼈**와 **뼈**를 연결하는 인대를 강화시키고, 관절을 감싸는 근육을 발달시키게 되면 건강하고 유연한 강골(强骨) 무릎으로 만들 수 있다. 특히 평소엔 잘 사용하지 않는 근육인 역근을 강화시키게 되면 인대, 평근, 역근이 서로 힘을 합쳐서 관절의 부담을 줄일 수 있다.

무릎관절은 근육, 인대, 연골로 조직되어 있고, 이들 조직이 삼위일체를 이루며 서로 유기적인 관계를 맺을 때 건강한 무릎을 유지하게 된다. 무릎은 신체의 하중을 견디며, 걷고 달리는 이동성이 용이하도록 조직되어 있으나 초과된 무게나 심한 충격은 근육과 인대, 연골 등을 파열 또는 마모시켜 무릎장애를 일으키게 된다. 특히 대표적인 원인으로 지목받고 있는 것이 비만으로 인한 무릎 압박과 무릎 부상으로 알려져 있다. 그러나 일반적으로 무릎관절을 많이 사용하면 연골이 마모되어 장애를 일으킬 수 있다는 것은 잘못 알려진 상식이다. 왜냐하면 통계적으로도 무릎운동을 가장 많이 하는 마라토너보다 무릎부상을 많이 당하는 축구선수나 무릎에 충격을 심하게 주는 배구선수가 훨씬 무릎장애를 일으키기 쉽다고 한다.

치유기공은 무릎관절을 이루고 있는 근육, 인대, 연골의 3대 조직을 강화시켜서 무릎 부상을 방지하고, 비만해소와 무릎 관절의 유연성을 키우고, 통증을 치유하는 데 탁월한 효과를 나타낸다.

고수 따라하기

① 편안한 자세로 반듯이 누워서 날숨을 길게 내쉬며 몸을 이완시킨다(3회).
② 누워서 양쪽다리를 위로 올려서 하늘 걷기를 반복한다(자전거 페달을 밟듯이 다리를 움직인다).
③ 누워서 머리와 다리를 30도 정도 들어서 물장구치듯이 발을 서로 엇갈리게 반복한다.
④ 일어서서 지지대(지팡이, 의자 등받이)를 붙잡고 '앉았다' '일어섰다'를 반복한다 (이때 허리를 곧게 세우고 앉았을 때의 무릎 각도는 90도를 유지한다).

탁기 제거 치유기공

창문을 오래 닫아두면 공기의 흐름이 정체되어 실내공기가 탁해지기 마련이다. 창문을 열고 환기를 시켜주면 공기의 흐름이 좋아져 탁한 공기는 빠져나가고 실내를 맑은 공기로 채울 수 있을 것이다. 인체 또한 소자연으로서 대자연의 흐름에 순응하기 마련이다.

어떠한 이유로 체내에 탁기가 생성되면 기의 흐름이 순조롭지 못하여 각종 질병의 원인이 되기도 한다. 따라서 체내에 생긴 탁기만 제거해도 건강하고 활기찬 몸을 만들 수 있다.

자연은 흐름이다. 흐름이 끊기면 자연은 병들게 된다. 강물이 흐름을 멈추면 강물은 썩기 마련이고 주변의 생명체는 병들고 말 것이다. 사람도 마찬가지로 몸에 기혈의 흐름이 원활하지 못하면 여러 가지 문제를 일으켜 병들게 될 것이다.

의료기공의 치유원리 중에 '통즉불통(通卽不痛), 불통즉통(不通卽痛)'이라는 대원칙이 있다. 즉, "통하면 아프지 않고, 통하지 않으면 아프다."는 것이다. 여기서 '통한다.'는 것은 기의 흐름을 의미한다. 각종 스트레스, 과음, 과식, 수면부족, 운동부족 등은 체내에 탁기를 발생시키게 된다. 이러한 탁기는 체내에 기의 흐름을 방해하게 된다.

기의 흐름이 순조롭지 못하면 우리 몸에 혈액을 포함한 수액의 흐름이 정체되어 체내에 독성물질을 만들게 된다.

의료기공에서는 이러한 독성물질을 담수(痰水)와 어혈(瘀血), 두 가지로 크게 구분한다. 담수는 몸 안의 수분이 필요한 곳으로 이동하지 못하고 정체되어 독성으로 변하는 것을 말한다.

그리고 어혈은 혈액의 흐름이 원활하지 못해서 생기며 각종 통증을 유발하게 된다. 둘 중 특히 담수는 의료기공에서 "10가지 병 가운데 9가지는 담수 때문이다."라고 할 만큼 담수가 질병의 주요 원인임을 지목하고 있다. 환자의 70% 이상은 정확한 원인도 모른 채 질병의 고통을 겪고 있는 경우가 많다. 그들은 주로 담수가 원인이 되어 오랜 세월 질병에 시달려온 것이다. 왜냐하면 손빛으로 손을 환자 복부 위 10cm 정도 높이에 올려놓으면 위와 장속에 고여 있던 담수가 꼬르륵 소리를 내며 흘러내리는 것을 알 수 있기 때문이다. 그렇게 하면 모두들 답답했던 가슴과 속이 편안함을 느끼고, 머리를 짓누르던 무거운 감이 사라졌다고 말한다.

담수는 주로 위(胃)에서 쉽게 발생된다. 위는 물과 음식물을 받아들여 체액대사를 시작하는 곳이기 때문에 위에 문제가 생기면 담수가 발생할 수 있다. 위에서 생긴 담수는 전신을 돌아다니면서 복부, 심장, 혈관, 피부, 머리 등에 문제를 일으켜 만성피로, 두통, 소화불량, 변비, 비만, 가슴답답증, 불면증 등을 초래하게 된다. 이러한 담수를 자신이 스스로 다스리는 방법은 치유기공을 통해 체내 탁기를 제거하면 된다.

고수 따라하기

① 발을 어깨너비만큼 벌리고 서서 무릎을 살짝 굽힌 다음 몸 전체를 상하로 진동시킨다(이때 전신의 탁기가 발바닥으로 빠져나가 땅속깊이 스며든다고 의념한다).
② 바닥에 반듯하게 누운 채 양발의 안쪽을 서로 반복하여 부딪친다(이때 전신의 탁기가 양발가락 끝으로 빠져나가 공중에서 소멸된다고 의념한다).
③ 엄지발가락과 둘째발가락 사이에서 발등쪽으로 약 2cm 위치에 있는 태충혈을 자극한다(태충혈은 체내의 탁기를 배출하는 중요한 혈자리이므로 수시로 자극해주면 좋다).

마음 치유기공

교통사고나 수술 등의 외상은 몸에 흔적뿐 아니라 마음에도 반드시 기억된다. 한 번 기억된 외상은 오래 전에 치료가 끝난 것일지라도 나중에 통증이나 기능 이상 등으로 나타날 수 있다. 대부분의 외상은 중추신경계에 기억되어 수십 년이 지난 뒤에도 계속 남아서 몸에 또 다른 통증과 기능 이상을 유발하게 된다.

몸에 입은 외상뿐 아니라 마음에 입은 내상도 우리 몸에 기억되어 시간이 지나 임계점에 도달하면 몸의 특정 부위에서 폭발하여 이상 증세를 나타낸다.

몸에 입은 외상은 마음에 기억되고, 마음에 입은 내상은 몸에 기억된다. 특히 마음의 상처는 나중에 시간이 지나 마음이 아닌 몸에 문제를 일으키게 된다.

부모나 친구 혹은 이성들이 남긴 어린 시절의 상처는 마음속 깊이 각인되어 두려움으로 남게 된다. 두려움은 우리 몸의 기를 약화시키는 가장 근원적인 요인이다. 약화된 기는 우리 몸의 면역력을 떨어뜨리고 내분비계와 신경계의 장애를 일으켜 몸에 통증을 유발하고 기능이상을 가져오게 된다.

사람들은 지난 상처를 억지로 묻어두고 잊어버리려고 하는 경향이 있다. 해소되지 않고 감정의 창고에 차곡차곡 쌓여 있는 과거의 나쁜 기억들은 신체적인 통증과 병으로 드러나게 된다. 과거의 상처들을 묻어두고 감정을 억제하게 되면 기의 흐름을 정체시키고 왜곡시키는 결과를 초래하게 된다. 어떤 나쁜 기억을 떠올려서 몸의 어느 특정 부위에 통증이 느껴지면 그곳이 과거의 상처가 몸에 저장된 곳이다.

과거의 상처로 인해 몸에 통증을 호소하는 사람들이 의료기공으로 치유되는 사례를 많이 볼 수 있다. 환자에게 상처 받았던 과거를 떠올리게 하면 기치료 중에 화가 나서 소리를 지르거나 감정이 북받

쳐 큰소리로 우는 경우를 볼 수 있다. 이러한 감정들을 충분히 배출하고 발산시키고 나면 하나같이 마음의 평화를 가져와 상대를 용서하게 된다. 용서는 자신을 치유하는 가장 확실한 치유의 도구이다. 남을 용서하는 것은 곧 자신을 안아주고 위로하는 것이다.

이유 없이 몸이 아프거나 병원에서 특별한 진단은 나오지 않고 몸에 통증이 있을 때, 한 번쯤 지금까지 살아오면서 자신이 알게 모르게 주변 사람들로부터 받았던 상처들을 치유하고 용서하는 시간을 가질 필요가 있다. 자신의 따뜻한 손빛으로 아픈 부위를 감싸고 빛을 보내주면 몸의 평화와 상쾌함을 즉시 느끼게 될 것이다.

손빛은 단순한 물리적 에너지로 치유하는 것이 아니라 의식에너지도 포함되어 있는 복합적인 치유기다. 즉 물리적 치유기에 의식에너지를 실어서 환자에게 보낼 수 있기 때문에 마음의 상처에서 비롯된 몸의 문제를 해결하는 데 매우 효과적인 치유가 될 수 있다.

고수 따라하기

① 양손을 합장하여 손바닥 가운데에 의식을 집중하여 손이 따뜻해질 때까지 기다린다(기는 의식을 따라 움직이기 때문에 의식이 집중되는 곳에 기가 모인다).
② 과거의 기억이 저장된 통증 부위에 따뜻해진 손빛을 올려놓는다.
③ 기를 빛으로 인식하고 손에서 나오는 밝은 빛으로 과거의 상처를 아물게 한다고 의념한다.

④ 지금의 통증과 이상 기능이 과거의 상처 때문이라고 깊이 인식하는 것이 중요하다.

신장 건강 치유기공

"몸을 보한다."는 보신(補身)은 "신장을 보한다."는 보신(補腎)의 개념과 일맥상통 한다. 즉 신장의 관리를 잘해야 제대로 된 보신을 할 수 있다는 뜻이다.

보신에 좋다고 하면 앞뒤 안 가리고 먹고 보는 잘못된 보신문화는 오히려 몸을 해칠 수가 있다. 신장에는 보(補)하는 약만 있고 사(瀉)하는 약은 없듯이 보신으로 신장에 기운을 불어넣으면 넣을수록 더욱 더 생명력 넘치는 몸을 만들 수 있다.

의료기공에서 신장은 정력과 생식을 주관하는 장기로서 원기가 생겨나는 곳이라 말한다. 따라서 신장을 생명 활동의 근원이자, 생식을 주관하는 곳으로서 보신(補腎)이 곧 보신(補身)과 통하게 되는 것이다.

특히 의료기공에서는 신장의 찬 기운을 온기로 변성시켜 기가 상하로 잘 돌게 하는 운기법에 치중한다. 즉 신장의 찬 성질인 물의 기운을 위로 올리고 뜨거운 성질의 불의 기운을 아래로 내려서 신장의 기운을 따뜻하게 해주는 수승화강(水昇火降)의 원리를 수련의 핵심으로 삼고 있다.

생리학적으로 신장은 단순히 피를 걸러서 오줌을 만드는 비뇨기 작용뿐 아니라 부신의 작용도 포함된다. 부신은 "신장 옆에 붙어서 신장을 돕는다."고 하여 부신(副腎)으로 불리는 호르몬 분비샘이다. 부신은 몸속의 보일러 같은 역할을 하며 체온을 늘 36.5도로 유지시키는 작용을 하는 것으로 알려져 있다.

의료기공에서는 부신의 또 다른 중요한 역할로 불의 기운을 아래로 내려서 신장의 찬 기운을 따뜻하게 하는 온열기 역할을 한다고 말한다. 신장을 보하는 보신의 기본원리는 음의 성질을 가진 신장을 양의 성질로 따뜻하게 보하는 것이다. 따라서 땀을 흘린 후 찬물로 목욕을 하거나, 축축한 곳에 오래 앉아 있거나, 물속에 오래 머물러 있으면 찬 기운이 신장으로 음습(陰濕)하고, 지나친 성생활로 양기를 많이 방사하게 되면 신장이 상하게 되는 것이다. 그래서 신장에 이상이 있으면 감기가 오래가고, 쉽게 피로해지고, 허기를 자주 느끼고, 우울증을 호소하고, 비만체형인 음적인 체질로 변하게 되는 것이다.

신장을 건강하게 보하는 간단한 방법은 손을 따뜻하게 하여 양쪽 신장 부위를 자주 문질러주고, 오관 중 신장과 상응관계에 있는 귀 부위를 손바닥으로 마찰시켜주는 것이다.

손바닥으로 신체 부위를 문질러주고 마찰시키면 열에너지가 발생하여 신체의 전자기장이 활성화되면서 신장을 보하는 양적인 기운이 강하게 생성된다.

고수 따라하기

① 아침, 저녁 잠자리에서 다리를 펴고 앉는다.
② 양손을 높이 들고 날숨으로 상체를 앞으로 천천히 숙이며 가운데 손가락으로 발바닥 가운데의 용천혈을 누른다.
③ 들숨으로 상체를 세우며 양손을 들어올린다(왕복 3회 반복한다).
④ 양손을 따뜻하게 마찰시켜 손빛으로 등 뒤쪽 늑골 아래 신수혈 자리를 상하로 충분히 마찰시켜준다.
⑤ 양손으로 귀 부위를 전후로 충분히 마찰시켜준다.

부록

> 가족 중에 한 사람의 기수련자가 있으면
> 가족 모두는 건강해질 것이다.

● **고수의 기수련 프로그램** www.mediaura.co.kr

	치유原理	功法수련	실전氣功
1강	● 치유기 만드는 법 ● 단전 세우기 ● 기감 개발법	● 방송공-기공체조 7식 ● 원심공 수련(자발진동) ● 연기공[Ⅰ](기감수련)	● 노궁열기 (지도기공사) ● 치유기 전수 ● 손빛 보기 (오라보기)
2강	● 호흡 교정법 ● 자율신경 조절법 ● 단전 축기법	● 내단공[Ⅰ](원심호흡) ● 참장공[Ⅰ](상허하실) ● 단주천, 소주천수련	● 기공水 만들기 ● 술, 담배 순화법 ● 수목 채기법
3강	● 기치료 원리 ● 탁기, 골습제거법 ● 기충전법	● 운기공[Ⅰ, Ⅱ] ● 참장공[Ⅱ](수승화강) ● 연기공[Ⅱ](기감수련)	● 기감 테스트[Ⅰ] ● 내공 테스트[Ⅰ] ● 질환별 기치유법
4강	● 투시 진단법 ● 투시 치유법 ● 천목 열기	● 내단공[Ⅱ](원심명상) ● 용천공[Ⅰ](파동수련) ● 참장공, 운기공 수련	● 오라장 강화법 ● 기회로 그리기 ● 기회로 명상하기
5강	● 음양오행 원리 ● 자오유주 치유법 ● 상생, 상극치유법	● 외단공[Ⅰ, Ⅱ] ● 용천공 수련[Ⅱ] ● 내단공 수련	● 치유테이프 만들기 ● 요행기 치유법 ● 좌양우음 치유법
6강	● 경락, 경혈 간편법 ● 12경맥 운기법 ● 수지 통기법	● 대주천공[Ⅰ, Ⅱ] ● 연기공, 참장공 수련 ● 내단공, 참장공 수련	● 손빛 운기법 ● 손빛 강화법 ● 흡기법, 배기법
7강	● 간뇌의학 이해 ● 복뇌 강화법 ● 얼굴교정 기지압법	● 태극공[Ⅰ, Ⅱ] ● 연기공, 참장공 수련 ● 용천공, 외단공 수련	● 태극 회로 ● 우주 중심법 ● 무의식 치유법
8강	● 기초 해부학 ● 성 도인술 ● 배유혈, 모혈지압법	● 음양공(성력 강화수련) ● 참장공, 용천공 수련 ● 외단공, 태극공 수련	● 내공 테스트[Ⅱ] ● 기감 테스트[Ⅱ] ● 골반 강화법
9강	● 오장진단법(전,후) ● 림프,홀몬계치유법 ● 총정리, 수료식	● 원심도 마무리 수련 ● 골반, 척추교정실습 ● 두개골 교정법 실습	● 원격 치유법 ● 척추 보정치유법 ● 두개골 천골시술법

기치료 고수

이성권 지음

1판 1쇄 발행 | 2015년 6월 1일
1판 2쇄 발행 | 2019년 5월 1일

발행처 | 건강다이제스트사

발행인 | 이정숙
출판등록 | 1996. 9. 9
등록번호 | 03 - 935호

주소 | 서울특별시 용산구 효창동 5-3호 대신 B/D 3층(우편번호 140-896)
TEL | (02)702-6333 FAX | (02)702-6334

- 이 책의 판권은 건강다이제스트사에 있습니다.
- 본사의 허락없이 임의로 이 책의 일부 또는 전체를 복사하거나
  전재하는 등의 저작권 침해행위를 금합니다.
- 잘못된 책은 바꾸어 드립니다.
- 인지는 생략합니다.

값 12,000원

ISBN 978-89-7587-095-8   13510